AF503474

CONTRIBUTION A L'ÉTUDE

DE LA

PARALYSIE AGITANTE

AVEC

QUELQUES CONSIDÉRATIONS SUR LE TREMBLEMENT

PAR

Le Dr Léon VINCENT

ANCIEN INTERNE A L'ASILE DÉPARTEMENTAL DE BRON

ANCIEN INTERNE DES HÔPITAUX DE LYON

LYON

TYPOGRAPHIE ET LITHOGRAPHIE J. GALLET

2, rue de la Poulaillerie, 2.

1888

CONTRIBUTION A L'ÉTUDE

DE LA

PARALYSIE AGITANTE

AVEC

QUELQUES CONSIDÉRATIONS SUR LE TREMBLEMENT

CONTRIBUTION A L'ÉTUDE

DE LA

PARALYSIE AGITANTE

AVEC

QUELQUES CONSIDÉRATIONS SUR LE TREMBLEMENT

PAR

Le Dr Léon VINCENT

ANCIEN INTERNE A L'ASILE DÉPARTEMENTAL DE BRON

ANCIEN INTERNE DES HÔPITAUX DE LYON

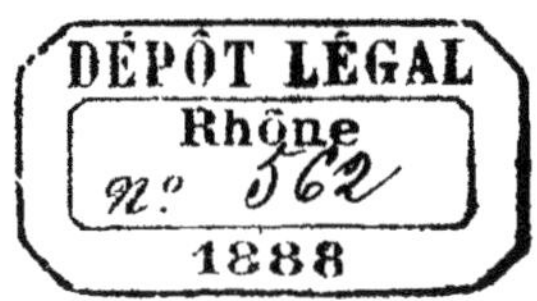

LYON

TYPOGRAPHIE ET LITHOGRAPHIE J. GALLET

2, rue de la Poulaillerie, 2.

—

1888

CONTRIBUTION A L'ÉTUDE

DE LA

PARALYSIE AGITANTE

AVEC

QUELQUES CONSIDÉRATIONS SUR LE TREMBLEMENT

AVANT-PROPOS

On peut dire aujourd'hui que l'histoire clinique de la paralysie agitante est faite d'une façon à peu près complète et définitive. Depuis le jour où, pour la première fois, Parkinson signalait à l'attention des observateurs cette maladie si bizarre dans ses allures, les travaux se sont succédés sans relâche. L'historique en a été fait trop souvent pour que nous nous croyions obligé de le rappeler ici. Les leçons magistrales de Charcot et de Vulpian, le traité classique de Grasset offrent une description détaillée de cette affection.

Mais si la symptomatologie de la paralysie agitante est à ce point connue qu'il n'est plus permis actuellement à un médecin de la méconnaître, même dans ses formes frustes, il n'en est pas de même de sa nature, de son essence intime La maladie de Parkinson, pour la plupart des auteurs, reste encore une névrose ; c'est l'opinion de Lereboullet et Bussard ; c'est celle de M. Grasset. Vulpian a recherché le premier à rattacher aux lésions anatomiques trouvées à l'autopsie les phénomènes observés pendant la vie ; l'analyse minutieuse de conditions anatomo-physiologiques dans lesquelles peut se produire le tremblement est venue à son aide, et il s'est ainsi cru autorisé à localiser le processus anatomique de la maladie de Parkinson dans les régions bulbo-protubérantielles avec propagation consécutive à la moelle.

Ce premier pas dans une voie nouvelle est immense. Si l'on se rappelle que depuis ces dernières années, on a restreint d'une façon considérable le champ des prétendues névroses, et que l'on en a retiré successivement l'ataxie locomotrice, la chorée (Pierret, Foucherand), le goître exophtalmique (Filehne) ; si, d'un autre côté, on est pénétré de cette idée qu'une affection caractérisée par des symptômes aussi tranchés que le tremblement, les contractures. les troubles vaso-moteurs, ne peut être liée qu'à une altération profonde du système nerveux, il est permis de croire que la véritable nature de la paralysie agitante sera connue un jour et qu'elle prendra sa place parmi les affections à lésions nettement déterminées

Ces idées sont celles que M. le professeur J. Teissier émettait à son cours de pathologie interne, l'hiver dernier, et qu'il nous engageait à développer dans notre thèse inaugurale. Ce n'était point là de simples vues de l'esprit ; M. J. Teissier s'appuyait sur les résultats de plusieurs autopsies, et s'attachait à nous montrer que tous les symptômes observés pendant la vie étaient en corrélation évidente avec les lésions observées dans le système nerveux central.

Dans ces mêmes leçons, M. le professeur J. Teissier signalait à l'attention de ses élèves quelques symptômes encore peu connus, les troubles vaso-moteurs. Nous consacrerons un chapitre à l'étude de ces phénomènes ; nous citerons ensuite trois observations dues à l'obligeance de M. J. Teissier. Nous terminerons par un essai d'explication physiologique des divers symptômes de la maladie de Parkinson et du tremblement en particulier.

Qu'il nous soit permis, avant de commencer, de remercier M. le professeur Teissier. C'est lui qui nous a fourni le sujet de cette thèse ; il nous a communiqué avec la plus extrême obligeance, ses notes et ses observations ; nous lui en serons toujours profondément reconnaissant.

Nous remercions également notre collègue et ami, M. Lacroix, interne des hôpitaux qui a bien voulu mettre à notre disposition sa connaissance approfondie de l'histologie pathologique, et qui n'a épargné pour nous ni son temps ni sa peine

CHAPITRE PREMIER

Ce chapitre, consacré à l'étude des troubles vaso-moteurs de la maladie de Parkinson, ne doit pas être considéré comme un hors-d'œuvre auquel on pourrait appliquer le *non erat hic locus* d'Horace. Nous serons obligé de les signaler dans notre essai de pathogénie symptomatologique, et nous croyons utile d'indiquer auparavant quels ils sont et dans quelle mesure on les constate, ce qui nous permettra de rechercher pourquoi on ne les rencontre pas toujours.

Les phénomènes vaso-moteurs que l'on a signalés dans la maladie de Parkinson sont nombreux, et souvent même analogues à ceux de l'ataxie locomotrice :

Sensation de chaleur, souvent excessive ;
Sueurs profuses ;
Elévation de la température périphérique ;
Sialorrhée ;
Œdèmes.

Les trois premiers doivent très souvent avoir entre eux des relations étroites, l'élévation de la température amenant les sensations de chaleur et les sudations abondantes. Dans quelques cas cependant, il n'y a rien d'impossible à ce que

l'un d'entre eux puisse exister à l'exclusion des deux autres ;
la sudation, par exemple, est un phénomène physiologique
qui a ses organes propres, un système nerveux particulier
que lui fournit le sympathique, et qui peut très bien s'exagérer à l'état pathologique, sans qu'il y ait sensation de chaleur. C'est un fait trop vulgaire pour que nous insistions.

Quelle est la nature de ces phénomènes ? Charcot avait
d'abord songé à attribuer les sensations de chaleur à l'élévation de la température centrale ; mais ses recherches et
celles d'autres observateurs ne permirent pas de la constater. Les expériences de Grasset et d'Appolinario leur
révélèrent l'élévation de la température périphérique, qu'ils
attribuèrent aux mouvements incessants de la paralysie
agitante. On sait, en effet, d'après Pick et Billroth, que la
température du sang d'un muscle en travail est toujours
plus élevée que celle du sang d'un muscle à l'état de repos.

Il paraissait étonnant cependant que le travail musculaire
de la paralysie agitante pût élever de plusieurs degrés la
température périphérique et rester sans influence sur la
température centrale ; aussi s'est-on efforcé d'insinuer que
ces contractions musculaires, plus ou moins énergiques
et répétées, étaient des contractions dynamiques, et que,
d'après les travaux de Béclard, de Bouchard et Charcot, les
contractions statiques seules pouvaient produire une élévation de la température centrale, ce qui expliquait du même
coup l'existence du phénomène dans le tétanos et son absence
dans la maladie de Parkinson.

Nous ne voulons pas faire ici de digression à propos du
tétanos, nous rappellerons seulement que la fièvre dans
cette maladie n'est pas constante, qu'elle n'est nullement

en rapport avec la violence des contractions cloniques (2 faits de Blachez cités par Grasset), et que l'on doit plutôt la rapporter à la présence d'un élément infectieux. Pour ce qui regarde la paralysie agitante, les objections à la théorie de Grasset et d'Appolinario viennent en foule. Pourquoi l'élévation de la température, si elle est réellement due au tremblement, n'existe-t-elle pas dans tous les cas? Pourquoi ne la constate-t-on pas, accompagnée de sensation de chaleur, dans les cas graves de chorée, où les mouvements musculaires sont autrement puissants et énergiques ; dans le tremblement sénile, qui a parfois de telles analogies avec le tremblement de la paralysie agitante, que quelques auteurs ont cherché, à tort, nous le verrons plus tard, à assimiler les deux affections? Ne voit-on pas, dans une maladie où le tremblement est relativement peu fréquent, et surtout peu prononcé, dans le goître exophtalmique, le malade accuser parfois des sensations de chaleur intense accompagnées de sudation ?

Les expériences de Grasset et d'Appolinario semblent d'abord concluantes. Ces deux observateurs ont constaté une élévation notable de la température périphérique chez les sujets sains, pendant la contraction musculaire ; mais ils avouent eux-mêmes que dans ce cas, la température n'a jamais atteint celle que l'on a trouvée parfois chez le paralysé agitant ; et cependant, les mouvements musculaires qui se passent dans l'avant-bras, dans l'action de rouler une bande entre les doigts, par exemple, nous paraissent autrement énergiques que les mouvements d'ensemble souvent si limités de la paralysie agitante. Nous pensons donc qu'il n'y a pas lieu d'assimiler les contractions musculaires d'un sujet sain à celles d'un paralysé agitant, que si les premières peuvent produire une élévation relativement faible de la température (2°1 en une heure de travail musculaire), les secondes sont insuffisantes pour produire cette élévation considérable avec sensation de chaleur si intense que l'on rencontre dans la maladie de Parkinson, et qui peut atteindre jusqu'à trois degrés. *in Grasset*, page 946.)

Il suffit d'ailleurs de lire quelques observations de paralysie agitante pour voir que la température ne peut rien avoir de commun avec le travail des muscles. Dans une foule de cas, où l'on signale ces sensations de chaleur intense avec sudation, le tremblement est presque nul, limité même à une main. Nous trouvons dans les *Etudes médicales* de Talamon et Lécorché trois observations intéressantes à ce point de vue; il sera facile au lecteur de s'y reporter. Dans un cas, le tremblement de paralysie agitante affectait le membre supérieur droit; il était consécutif à une lésion cérébrale chez un hémiplégié, on ne signale ici aucun trouble de température, aucune sensation de chaleur.

Dans l'observation II, on trouve les renseignements suivants : « Facies immobile, cou raide, tête penchée, avant-bras demi fléchis, rapprochés des hanches, les deux mains pendantes sur le devant du tronc. Les pouces, toujours en opposition avec les autres doigts, sont agités d'un *léger tremblement*, plus marqué à droite, *sensations de chaleur* la nuit, *ne peut supporter aucune couverture*, cette chaleur s'accompagne de *sueurs abondantes*, surtout à la tête, *l'eau lui coule du front.* »

Nous avons voulu entreprendre nous-mêmes quelques recherches sur l'état de la température périphérique dans la maladie de Parkinson. Les résultats obtenus n'ont pas une précision scientifique bien rigoureuse, vu l'incertitude et l'insuffisance des moyens que nous avons à notre disposition pour ce genre de recherches ; il ne faut certes pas leur attribuer une importance bien grande; nous les donnerons cependant, car ils nous paraissent devoir éclairer dans une certaine mesure le problème qui nous occupe. Un premier point sur lequel nous voulions avoir quelques idées précises et qu'il s'agissait tout d'abord d'établir, était la température périphérique chez les sujets sains : Nous avons pu constater qu'elle variait entre 33° et 36°. Voici les observations très résumées de nos malades.

OBSERVATION I.

(Service de M. le Professeur Boudet.)

Jean D., cultivateur. Pas d'antécédents pathologiques, sauf quelques troubles dyspeptiques. Début par tremblement d'abord localisé au pied droit, puis s'étendant à tout le membre inférieur du même côté. Un an plus tard, le tremblement envahit le membre inférieur droit; deux ans et demi après, le membre inférieur gauche. Le membre supérieur gauche n'a jamais été atteint. Le tremblement est très marqué, continu, caractérisé par de petites oscillations rhytmiques, disparaît pendant les mouvements volontaires ; assez fort parfois pour imprimer de la trépidation au lit du malade ; cesse pendant la nuit. Attitude caractéristique : tête soudée ; marche plié en deux ; contractures dans les membres atteints ; sensation de chaleur assez prononcée au début, insignifiante actuellement. Pas de diminution de la force musculaire; pas de trouble de la sensibilité ; réflexes normaux. Pas de tremblement de la mâchoire ; pas de mouvement de propulsion, etc. Température centrale normale

4 juin 1888,	soir,	biceps gauche.........	35,4
—	—	biceps droit............	35,8

7 juin	matin,	avant-bras gauche......	35,8
—	soir,	— droit	35,9
15 juin	soir,	— gauche	36,1
—	soir,	— droit........	36.9
16 juin	matin,	— gauche.......	35,8
—	soir,	— droit.........	35,9
—	soir,	— gauche........	36,5
—	soir,	— droit.........	36,5
17 juin	matin,	— gauche	34,8
—	matin,	— droit........	34,1

OBSERVATION II.

(Service de M. le Professeur Lépine)

Michel G., 65 ans, jardinier. Début, à la suite d'une forte émotion morale, par un tremblement généralisé qui disparaît en partie et reste localisé au membre supérieur droit ; la mâchoire, les muscles de la face et du menton sont animés de tremblement, surtout à droite ; les orbiculaires des paupières tremblent aussi par intervalle. Le membre supérieur gauche a tremblé pendant quelque temps d'une façon insignifiante ; au moment où nous avons pris la température périphérique, ce tremblement avait disparu complètement. Le tremblement du membre supérieur droit a tous les caractères du tremblement de la paralysie agitante : petites oscillations régulières, rhytmiques, continues, disparaissant ou s'affaiblissant pendant les mouvements volontaires. Sensibilité intacte ; force conservée. Jamais de sensation de chaleur (nous avons, en le questionnant, bien insisté sur ce point). Température centrale normale. Etat de la température périphérique :

6 juin 1888,	soir,	avant-bras droit	34,6
—	—	— gauche. ..	33,8
7 juin	matin,	— droit......	34
—	—	— gauche....	34,4
—	soir,	— droit......	35,8
—	—	— gauche....	35,3
8 juin	matin,	— droit......	34,2
—	—	— gauche....	33,6

8 juin	soir,	—	droit......	35,6
—	—	—	gauche....	34,8
9 juin	matin,	—	droit......	35
—	—	—	gauche....	34,6
—	soir,	—	droit......	35,4
—	—	—	gauche....	35,2
10 juin	matin,	—	droit......	34,2
—	—	—	gauche....	33,4
—	soir,	—	droit......	35,2
—	—	—	gauche....	34,2

OBSERVATION III

(Service de M. le Professeur Bondet.)

Alexandre S., 57 ans, employé de commerce. Pas d'antécédents pathologiques d'aucune sorte. Début il y a 7 ans, par les membres supérieurs, puis par les membres inférieurs. Type absolument classique de tremblement de la paralysie agitante ; tremblement excessivement intense ; on voit les muscles se contracter avec énergie ; le tremblement s'atténue beaucoup, disparaît même pendant les mouvements volontaires exigeant une certaine force de dépense musculaire, dans l'action de serrer la main, par exemple. Raideur des membres ; attitude soudée de la tête et du tronc. Autrefois sensations très fortes de chaleur ; à certains moments de la nuit était obligé de se mettre complètement nu sur son lit, même par un temps frais. Actuellement ne souffre plus de la chaleur ; pas de sueurs, etc. Température centrale normale. Température périphérique :

30 juin 1888	soir,	Avant-bras	gauche....	35,2
1er juillet	matin,	—	droit......	35,2
—	soir,	—	droit......	35,7
2 juillet	matin,	—	gauche....	34
—	soir,	—	gauche....	36
3 juillet	matin,	—	droit......	34,4
—	soir,	—	gauche....	36,1
4 juillet	matin,	—	droit......	34
—	soir,	—	droit......	34,5

5 juillet	matin,	—	droit......	34,5
—	soir,	—	droit......	36
6 juillet	matin,	—	droit......	34,6
—	soir,	—	droit......	35,6

OBSERVATION IV

(Service de M. le Professeur Bondet.)

François T., 70 ans, marchand ambulant. Début il y a 3 ans et demi par un tremblement léger de la main gauche qui devint peu à peu plus intense et s'étendit à tout le membre. Ce tremblement a tous les caractères du tremblement de la paralysie agitante. Les sensations de chaleur et la sudation ont suivi de près le tremblement ; été et hiver, le malade ne pouvait garder que sa chemise pendant la nuit. Mouvements de propulsion. Rigidité des muscles du bras malade. Attitude soudée ; tronc penché en avant. Pas de tremblement de la tête. Depuis quelque temps, les sensations de chaleur sont très modérées ; ce symptôme, autrefois assez pénible, n'inquiète plus le malade. Température centrale normale. Température périphérique :

4 juin 1888,	soir,	avant-bras	gauche....	36
—	—	—	droit......	35,8
6 juin	—	—	gauche....	36,5
—	—	—	droit......	36
16 juin	matin,	—	gauche....	34,8
—	—	—	droit......	32,9
—	soir,	—	gauche....	36,8
—	—	—	droit......	36,2
17 juin	—	—	gauche....	36,9
—	—	—	droit......	35,9

Si nous examinons comparativement ces quatre observations qui, prises isolément, nous enseignent peu de chose, voici ce que nous constatons. Le premier malade, qui offre un tremblement assez intense de tout le côté droit, n'a plus de sensations de chaleur appréciable ; la température

périphérique est sensiblement la même sur le bras gauche
qui ne tremble pas du tout, et sur le bras droit qui tremble ;
cette température est peut-être un peu au-dessus de la normale certains jours, où elle dépasse 36 degrés. Le malade
qui fait le sujet de l'observation II n'a jamais eu de sensations de chaleur ; sa température périphérique est normale, supérieure il est vrai de quelques dixièmes du côté
affecté de tremblement. Le troisième malade est atteint
d'un tremblement généralisé intense ; il est maigre, et l'on
voit les muscles de ses membres dessiner sous la peau
d'énergiques contractions ; et pourtant les sensations de
chaleur sont nulles ; la température périphérique est, on
peut dire, normale. Quant au dernier malade, dont le tremblement peu prononcé est limité à un seul bras, c'est le
seul qui accuse assez nettement une chaleur immodérée,
et sa température périphérique est supérieure à celle du
précédent dont le tremblement est si intense. La conclusion
s'impose d'elle même : tremblement et sensations de chaleur, par suite élévation de la température périphérique
sont deux phénomènes distincts et qui n'ont entre eux aucune relation.

Nous rappellerons, pour terminer, une observation citée
par Block, et empruntée aux *Registres de la Clinique des
maladies du système nerveux de la Salpêtrière*. Il s'agit d'un
malade atteint de paralysis agitans, sans tremblement, avec
rigidité musculaire exagérée, et chez lequel sont signalées
de fortes sensations de chaleur, augmentant pendant la
nuit.

Ce n'est donc pas dans les mouvements musculaires
exagérés qu'il faut rechercher la cause de ce phénomène.

Les sudations, dans l'ataxie locomotrice, sont considérées aujourd'hui comme liées à des troubles vaso-moteurs ; c'est à des troubles vaso-moteurs aussi qu'est liée la sudation dans la paralysie agitante ; c'est encore à des troubles vaso-moteurs que sont dues l'élévation de la température périphérique et les sensations de chaleur. N'est-ce pas là, reproduite pathologiquement cette fameuse expérience qui a révélé à Cl. Bernard l'existence des nerfs vaso-moteurs ? Pour qui admet l'origine médullaire de certaines fibres du sympathique, n'y a-t-il pas une relation manifeste entre les faits cliniques que nous mentionnons et le résultat des expériences de Nasse et de Brown-Séquard (élévation de la température des membres correspondants après section et hémisection de la moelle) ?

Il n'en reste pas moins à expliquer pourquoi l'action vaso-motrice s'exerce seulement à la périphérie, et pourquoi il n'y a pas d'élévation de la température centrale. On a répondu, non sans raison, que cette particularité était due aux déperditions constantes de calorique que faisait subir au malade une série d'autres phénomènes vaso-moteurs, la sialorrhée, les sudations, les œdèmes. Il nous semble que l'on peut invoquer d'autres causes.

Et d'abord des faits probants de Cherchewski ont montré qu'il existait des états fébriles que l'on ne pouvait imputer qu'à des troubles nerveux; ils ont fait le sujet d'un mémoire publié dans les *Archives de Virchow*, et analysé dans la *Revue de médecine* (1884). Les observations II et III de ces thermonévroses ont trait à des jeunes filles névropathes, chez lesquelles la température atteignait 39°5 et 40° ; cette fièvre élevée s'accompagnait de palpitations cardiaques, de douleurs du deuxième espace intercostal gauche, s'irradiant vers le plexus brachial gauche, d'augmentation des réflexes et de la contractibilité idio-musculaire, de variabilité de la pupille, symptômes auxquels s'ajoutent, dans quelques attaques, des troubles gastriques, de la *salivation*, des *sueurs profuses*, de la toux, syndrôme revenant par accès sous l'influence d'une émotion morale quelconque. L'influence heureuse du bromure de potassium et de l'oxygène, l'inefficacité du traitement antipyrétique, l'analyse minutieuse des symptômes permettant d'éliminer toute fièvre symptômatique ou infectieuse, ont amené l'auteur à conclure que dans ces cas l'élévation de la température était due à des troubles fonctionnels des centres vaso-moteurs.

Dans ces deux cas nous voyons signalés de la salivation, des sueurs profuses, et cependant l'action vaso-motrice ne reste pas limitée à la périphérie. Il faut donc chercher ailleurs une explication du phénomène dans la paralysie agitante, et l'attribuer à ce qui paraît être sa véritable cause: une action nerveuse localisée aux vaisseaux de la périphérie.

Dastre et Morat, dans leurs recherches sur l'influence du sang asphyxique, sont arrivés à cette conclusion que l'asphyxie provoque une dilatation des vaisseaux de la peau, et au même moment une contraction des vaisseaux des viscères. Ce balancement entre la circulation périphérique et la circulation viscérale ne se produit pas d'ailleurs sous la seule influence de l'asphyxie; qu'il nous suffise cependant de constater l'indépendance des deux systèmes: « Nous pouvons dire que chaque organe, grâce au système vaso-moteur, grâce à ses artères nourricières et à son réseau propre, peut rendre jusqu'à un certain point sa circulation indépendante de la circulation générale. Grâce aux réflexes dont il est le point de départ, ou qui, partant d'un autre organe, interviennent pour établir la simultanéité ou l'alternative des fonctions, il peut appeler l'afflux du sang en lui ouvrant un large accès ou bien repousser pour ainsi le sang, en resserant l'entrée de son système capillaire. « *(M. Duval, Dict. de médecine et de chirurgie, art. Vasomoteur.)*

Nous verrons tout-à l'heure que l'action vaso-motrice peut se limiter aussi pour produire aussi d'autres phénomènes, les œdèmes, par exemple.

La sialorrhée appartient à la catégorie de phénomènes que nous étudions. « Les glandes salivaires, dit Vulpian, sécrètent abondamment chez beaucoup de malades, il y a chez eux un véritable ptyalisme. La salive s'écoule de la bouche pendant la nuit et mouille le lit, quelquefois profondément. L'écoulement salivaire peut avoir lieu même pendant le jour ; la salive, lorsque le malade parle, coule goutte à goutte sur ses vêtements, ou bien elle emplit la bouche qui se vide fréquemment en dehors. C'est surtout à la suite des repas que la sialorrhée devient profuse chez certains malades et elle constitue alors un véritable tourment. » Ce qu'il importe de reconnaître, comme le fait remarquer Vulpian, c'est qu'il s'agit là d'une hypersécrétion, d'une sialorrhée manifeste, ce que ne met pas assez en évidence cette phrase de Lereboullet et Bussard : « La plupart du temps, la bouche est entr'ouverte et laisse constamment écouler la salive. » *(Dict. encycl. des Sc. médic. Art. Paralysie agitante.)*

Les œdèmes d'origine vaso-motrice sont assez rares dans la paralysie agitante. Vulpian ne les signale pas. Lereboullet et Bussard, dans leur article du dictionnaire encyclopédique, les passent aussi sous silence. Talamon et Lécorché en ont publié une observation, en accordant au symptôme toute l'importance qu'il mérite. Nous en signalons plus loin deux cas très intéressants

L'influence des vaso-moteurs sur la production de l'œdème a été bien établie depuis les expériences de Ranvier; et c'est depuis lors qu'on a rangé dans une catégorie spéciale certains œdèmes que l'on avait signalés dans les affections du système nerveux central et périphérique, dans les névroses, dans les intoxications (satumisme, alcoolisme, impaludisme) et dans certaines affections générales (goutte, rhumatisme). Le mémoire de Mathieu et Weil, dans les Archives générales de médecine (1885), la thèse d'Arthus (Paris 1884), et celle de Weil (Paris 1885), enfin le travail plus récent de MM. J. Teissier et Lecreux contiennent tous les détails de cette intéressante question. Pour les œdèmes de la paralysie agitante, comme pour tous les œdèmes de même nature, l'absence de lésions cardiaques et rénales est la seule condition qui permette de les reporter à leur véritable cause, « une perturbation vaso-motrice, relevant de l'état pathologique du système nerveux. »

On peut considérer comme des phénomènes de même nature, mais beaucoup plus rares, les troubles intestinaux, les troubles pulmonaires et les hémoptysies, que l'on observe parfois dans le cours de la paralysie agitante. On peut même en rapprocher un fait dont nous parlait récemment M. Teissier : celui d'un paralysé agitant devenu diabétique, ainsi que cela se voit dans quelques affections du système nerveux : l'ataxie locomotrice, l'atrophie musculaire progressive, le goître exophtalmique. Il s'agit évidemment là d'une excitation bulbaire, due à la propagation du processus morbide au mésocéphale.

Les trois premières observations que nous allons citer appartiennent à M. J. Teissier, et proviennent du Perron.

OBSERVATION I

Paralysie agitante ; œdème des jambes

(Résumée)

M. Edouard, typographe, 59 ans, sourd-muet, entré au Perron le 26 août 1866. Pas d'antécédents héréditaires, plusieurs attaques de rhumatisme articulaire aigu Début de l'affection actuelle en 1881, par un tremblement localisé d'abord aux jambes, puis s'étendant aux membres supérieurs. Aujourd'hui, tremblement plus marqué à gauche qu'à droite, caractérisé par de petites oscillations rhytmiques ; le pouce tremble en opposition avec les quatre autres doigts ; s'atténue, disparaît même pendant les mouvements volontaires, surtout du côté droit. Le tremblement persiste pendant le sommeil, mais moindre. Pas de tremblement de la tête et de la mâchoire. Besoin incessant de changer de place, sensations de chaleur avec sudations abondantes. Aspect soudé de la tête et du tronc. Depuis le mois de juillet 1886 présente de l'*œdème des membres inférieurs* qui sont rouges, violacés, avec des plaques de desquamation et quelques paquets variqueux. *Cet œdème envahit même les cuisses.* Rien aux poumons. La pointe du cœur bat dans le 5e espace, pas de bruit de souffle. Les urines, examinées à plusieurs reprises, n'ont jamais contenu de l'albumine, un peu de sucre.

L'œdème des membres inférieurs a persisté pendant quelques mois ; il a actuellement complètement disparu ; il n'était donc pas en rapport avec l'état variqueux des jambes.

OBSERVATION II

Paralysie agitante ; œdème de l'avant-bras droit

(Résumée)

H... Jean, 54 ans. Début par de la parésie et de la raideur des membres inférieurs, tremblement localisé aux membres inférieurs, marche en sautillant, mouvements de propulsion, bredouillement, pas de tremblement de la mâchoire, sueurs très abondantes. Le 5 février 1887 *présente tout à coup un œdème très net de l'avant-bras et de la main du côté droit*, l'empreinte du doigt persiste, pas de douleurs spontanées, ni à la pression. Les urines ne contiennent pas de trace d'albumine. Rien au cœur. *Cet œdème a duré onze jours* et a disparu complètement ; il n'a jamais reparu.

Depuis le mois de mars 1887, crises de diarrhée fréquentes ; sueurs toujours très abondantes.

On voit que chez ce malade ce sont les troubles vaso-moteurs qui dominent : sueurs, crises de diarrhée, œdème ; les autres symptômes de la paralysie agitante sont peu accentués ; le tremblement est presque nul, il est limité aux membres inférieurs ; il n'y a pas de rigidité apparente des muscles.

OBSERVATION III

Paralysie agitante. — Hémoptysies

(Résumée)

V... Claudine, 60 ans. Début du tremblement en 1885. Les bras et les mains sont animés d'oscillations rhytmiques de faible amplitude, ces oscillations ne sont pas continues, elles surviennent pendant le repos et diminuent pendant les mouvements volontaires, la malade peut même les faire cesser complètement en serrant avec force un objet. La tête tremble, elle est animée de mouvements de négation rapides et répétés Rien du côté des membres inférieurs, réflexes rotuliens normaux. Pas de raideur musculaire, pas d'aspect soudé, quoique la malade se sente « comme une masse ». Pas de pro ni de rétropulsion. Pas d'albumine dans les urines. Le 15 novembre, la malade est prise de points dans le côté gauche de la poitrine, avec fièvre et expectoration sans caractères, signes de congestion pulmonaire. Le 20 novembre, tout symptôme a disparu. Le 22 novembre, *hémoptysies abondantes qui durent deux jours*. Depuis, aucune modification dans l'état général, qui est assez satisfaisant.

OBSERVATION IV

Maladie de Parkinson, forme ordinaire, œdème des membres inférieurs et taches de purpura. (Talamon et Lécorché. Etudes médicales).

(Résumée)

B..., âgée de 69 ans. Début par douleurs dans la jambe gauche, puis raideur, et tremblements dans les pieds et dans les mains. Douleur vive par tout le corps. Facies immobile, cou raide, tête penchée en avant, avant-bras demi fléchis, rapprochés des hanches, mains pendantes sur le devant du tronc. Léger tremblement des pouces. Sensations de chaleur intenses et sudations abondantes. Palpitations fréquentes, pas de bruits étrangers au cœur.

15 novembre 1887. — Tremblement rhytmique des doigts plus prononcé. Depuis huit jours, léger œdème du dos des pieds et des chevilles. Ce matin, l'œdème remonte jusqu'aux genoux, œdème assez dur, blanc, un peu douloureux. En outre, taches violacées de purpura disséminées sur les deux jambes. La malade ne peut marcher et reste assise dans son fauteuil.

18 novembre. — Œdème dépassant le genou, jusqu'à mi-cuisse. Nombreuses taches purpuriques jusqu'au pli de l'aine, les unes comme des piqûres de puce, les autres comme des pois, des pièces de 50 centimes et de 1 franc. Sur le coup-de-pied gauche, large ecchymose violacée de la grandeur de la paume de la main, s'étendant sur le dos du pied.

1ᵉʳ décembre. — Taches de purpura ont disparu, ainsi que l'ecchymose du coup-de-pied gauche. Il reste pourtant quelques plaques violettes sur le dos du pied des deux côtés, et de l'œdème des deux jambes.

15 décembre. — Il n'y a qu'un peu d'œdème des chevilles.

On peut considérer cet œdème et ces extravasations sanguines, disent les auteurs de cette observation, comme relevant de la même cause trophique et les rapprocher des œdèmes qui se montrent dans les membres paralysés, soit à la suite des lésions cérébrales, soit à la suite des lésions médullaires.

Nous venons de voir qu'il existe dans la symptomatologie de la paralysie agitante toute une série de phénomènes intéressants, que l'on ne peut rattacher qu'à des troubles du système nerveux sympathique. Il est permis de croire, en raison de l'intensité, de la persistance de quelques-uns de ces symptômes (sensations de chaleur surtout , qu'il ne s'agit pas de troubles dynamiques, mais de troubles liés à des lésions des centres vaso-moteurs. Nous verrons, dans le chapitre suivant, que cette interprétation paraît devoir être justifiée par l'anatomie pathologique.

CHAPITRE II

La paralysie agitante est donc caractérisée par un ensemble de symptômes précis et bien connus aujourd'hui ; il ne reste plus qu'à les rattacher aux lésions que l'anatomie pathologique nous révèle. C'est ce que M. le professeur J. Teissier a tenté de faire tout récemment. « Jusqu'à ces dernières années, disait-il dans une communication à la Société de médecine de Lyon, la paralysie agitante était considérée par la majorité des pathologistes comme une névrose spinale, une névrose de stabilité par perte du tonus musculaire (Jaccoud), une névrose par perte du pouvoir ou de la force de station fixe (Grasset). Et de fait, cette conception semblait justifiée par les faits de développement brusque ou d'origine émotive des accidents, comme par l'absence de constatation de lésions nettes ou systématiques de l'appareil cérébro-spinal. Toutefois, l'évolution même de la maladie, sa ténacité, sa marche progressive et fatale ne cadrent guère avec l'idée d'une simple névrose, et l'existence d'un substratum anatomique fixe lui semble indispensable. C'est ce qu'avait parfaitement compris Vulpian, et ce qu'il a exposé très nettement d'ailleurs. dans ses leçons sur le système nerveux ».

Nous avons lu avec le plus grand intérêt les belles pages
que l'éminent neuro-pathologiste a consacrées au développement de cette thèse. Il n'avait jamais eu l'occasion de
constater des lésions bien évidentes du système nerveux
chez les malades atteints de paralysie agitante, et cependant
il était convaincu, étant donné qu'il ne saurait y avoir de
troubles morbides d'une fonction quelconque, sans chan-
gement consécutif des éléments anatomiques dont l'entrée
en activité détermine cette fonction, il était convaincu,
dis-je, que des troubles aussi graves et aussi durables que
ceux de la paralysie agitante, relevaient directement d'une
altération des centres nerveux. Il était arrivé à localiser le
processus anatomique de cette maladie dans les régions
bulbo protubérantielles, et son raisonnement était conduit
avec une logique et une finesse d'analyse merveilleuse.

La lésion de la paralysie agitante, dit-il, ne peut porter
ni sur les muscles, ni sur les nerfs moteurs. Aucun poison
dont l'influence porte directement sur les muscles ne donne
lieu au tremblement, ce symptôme capital de notre affection. Il en est de même des poisons des nerfs. Un des seuls
poisons qui, chez les animaux, détermine le tremblement,
la nicotine, agit par l'intermédiaire des centres nerveux.
« Si l'on sectionne les nerfs d'un membre postérieur sur
une grenouille et que l'on fasse ensuite absorber de la nicotine par cet animal, on verra que ce membre est la seule
partie du corps qui n'offrira pas le tremblement caractéristique. Cette expérience montre que le tremblement n'a
pas pour cause une action particulière de la nicotine sur
les muscles ou sur les nerfs moteurs Une autre expérience
prouve bien aussi que le tremblement nicotinique n'est pas

dû à l'influence directe de la nicotine sur les muscles : elle consiste à empoisonner préalablement une grenouille au moyen du curare, et à lui faire absorber ensuite une faible dose de nicotine. Quoique la grenouille ait conservé, dans ces conditions, toute sa contractilité musculaire, cependant il ne se produit aucun tremblement ; l'animal demeure absolument immobile ».

Vulpian rappelle à ce propos le tremblement de la sclérose en plaques, que l'on regarde comme lié à des lésions sclérosiques des centres nerveux ; le tremblement émotif que, d'un commun accord, on attribue à un ébranlement particulier de l'encéphale. Comme ces deux variétés de tremblement, la paralysie agitante doit présenter des lésions des centres nerveux ; mais dans quelle partie siègent-elles ? Est-ce dans le cerveau ? Non. On observe bien dans les inflammations corticales du cerveau un tremblement des joues, des lèvres, de la langue et des membres ; mais ces symptômes, surtout dans la méningo-encéphalite progressive diffuse, coincident avec des altérations manifestement inflammatoires et très évidentes, que l'on ne rencontre jamais dans la paralysie agitante. D'ailleurs, dans le cas de paralysie générale où le tremblement est bien prononcé, ce phénomène est-il réellement en rapport avec les lésions corticales du cerveau ? N'est-il pas plutôt sous la dépendance des lésions concomitantes de la protubérance annulaire et du bulbe rachidien ? De plus, le tremblement de la paralysie agitante diffère notablement de celui de la paralysie générale. Les mêmes réflexions peuvent s'appliquer à tous les troubles du mouvement qui se manifestent à la suite des lésions de l'écorce cérébrale, hémorrhagies, ramollissement, etc, du centre ovale, des corps calleux et des corps opto-striés.

Il n'en est pas de même pour l'isthme de l'encéphale, dont les lésions déterminent fréquemment le tremblement. Vulpian a pu le déterminer expérimentalement sur des lapins, à la suite de blessures de cette partie des centres nerveux.

Les lésions de la moelle épinière ne donnent pas de tremblement analogue à celui de la paralysie agitante. Dans la sclérose en plaques, quand la moelle est seule atteinte, c'est plutôt de la trépidation que l'on observe. Expérimentalement, Brown-Séquard a pu déterminer, chez les cobayes, des mouvements épileptiformes, précédés par un mouvement de trépidation qui n'offre, dans aucun cas, des caractères rappelant le tremblement de la paralysie agitante.

Le siège de la modification morbide à laquelle est du le tremblement de la maladie de Parkinson, est donc dans l'isthme de l'encéphale. On est encore entraîné vers cette manière de voir, lorsque l'on constate que le tremblement dans cette maladie est toujours ou presque toujours plus intense dans les membres supérieurs que dans les membres inférieurs, ce qui est en rapport avec la physiologie, laquelle nous enseigne que les lésions de l'isthme de l'encéphale exercent une influence plus prononcée sur les membres thoraciques que sur les extrémités pelviennes.

Vulpian invoque enfin un dernier argument expérimental. La nicotine agit, on l'a démontré, sur les centres nerveux. « Or, il est facile de prouver que c'est l'action du poison sur l'isthme de l'encéphale qui détermine le phénomène du tremblement. Il ne se manifeste pas sur une grenouille dont la tête a été enlevée d'un coup de ciseau passant en arrière du bec du calamus scriptorius, bien que le cœur continue à battre et que la moelle épinière, les nerfs et les muscles aient encore leurs propriétés physiologiques : par conséquent, puisque chez l'animal ainsi mutilé l'introduction de la nicotine sous la peau, bien que l'absorption ait lieu, ne produit pas de tremblement, on est autorisé à affirmer que ce symptôme ne peut pas être produit par l'action de la nicotine sur la moelle. Si on enlève sur une grenouille les lobes cérébraux, les tubercules optiques, la lame cérébelleuse, et si on l'empoisonne ensuite à l'aide d'une faible quantité de nicotine, le tremblement musculaire caractéristique se produit comme chez une grenouille intacte.

Il résulte de ces sortes d'expériences que le tremblement nicotinique est dû à l'action du poison sur les parties de l'encéphale qui, chez la grenouille, correspondent à l'isthme de l'encéphale. On peut contrôler ces résultats par l'extirpation isolée de cette partie de l'encéphale sur une grenouille que l'on soumet ensuite à la nicotinisation; aucun tremblement ne se manifeste dans ce cas. »

Vulpian pense encore que dans l'isthme de l'encéphale, c'est la protubérance qui est surtout touchée; il en voit la preuve dans la rareté des phénomènes bulbaires (tremblement de la langue et des lèvres), dans l'absence de phénomène indiquant la participation des pédoncules (symptômes du côté des muscles moteurs des yeux); dans ce fait que la protubérance est le siège du centre émotionnel et que les émotions provoquent souvent un tremblement des diverses parties du corps en même temps qu'elles paraissent jouer quelquefois le rôle de cause occasionnelle dans la production de la maladie de Parkinson.

Quant à la moelle épinière, elle ne doit pas toujours être intacte : c'est ce que semblent indiquer les douleurs rachidiennes et les douleurs des membres qui précèdent quelquefois le tremblement, l'affaiblissement souvent marqué des membres, la tendance à la contracture et l'exagération des réflexes rotuliens.

Telles sont les conclusions que Vulpian tire de l'observation clinique et de l'observation expérimentale. Nous pouvons en recueillir un grand enseignement : la maladie de Parkinson est liée à une altération grave du système nerveux ; c'est surtout du côté du système nerveux central qu'il faut diriger les recherches.

Nous pensons cependant que la localisation exclusive du processus anatomo-pathologique dans l'isthme de l'encéphale est peut-être un peu rigoureuse. Sans doute Vulpian a prouvé que le tremblement était difficile à obtenir expérimentalement ; il a prouvé aussi que la nicotine agissait sur le bulbe et la protubérance Rien ne dit toutefois qu'une lésion anatomique siégeant sur la moelle ou sur le cerveau ne puisse déterminer le tremblement. Vulpian nie que le tremblement de la sclérose en plaques soit dû aux lésions médullaires ; ce n'est pas l'opinion de Charcot. Si le tremblement est rare dans les affections médullaires, c'est que les conditions nécessaires à sa production sont, nous le verrons plus tard, rarement réalisées. Il met en doute les relations qui unissent les lésions de l'écorce célébrale dans la péri-encéphalite diffuse au tremblement des membres; d'autres cependant pensent que les deux phénomènes sont sous la dépendance réelle l'un de l'autre. Le tremblement de la paralysie agitante n'est pas le même, il s'en faut de beaucoup, que celui de la paralysie générale, c'est vrai; mais il s'agit là de deux variétés de troubles moteurs qui, pour être cliniquement différents l'un de l'autre, n'en ont pas moins des rapports étroits au point de vue anatomo-pathologique: c'est ce que nous essayerons de montrer plus loin.

On pourrait donc penser que les déductions tirées par Vulpian de la physiologie expérimentale ne démontrent pas tout à fait la localisation exclusive dans l'isthme de l'encéphale, des lésions de la paralysie agitante. « Il nous semble, tout en admettant que les régions protubérantielles peuvent être intéressées dans l'évolution de la maladie de Parkinson, que la moelle est elle-même directement compromise, et qu'un certain nombre des grands symptômes de la maladie sont placés directement sous la dépendance d'altérations spinales primitives. » *J. Teissier*, *communication à la Société de médecine de Lyon* 1888.

Ces conclusions semblent justifiées par les trois observations que nous allons citer, observations suivies d'autopsie et d'examen histologique de la moelle. Toutes les trois proviennent de malades décédés **au Perron**; elles ont été prises avec beaucoup de soin par les internes de M. J. Teissier; nous ne les publierons pas dans tout leur détail, nous contentant d'en retenir les faits qui nous intéressent directement.

OBSERVATION I.

(Résumée.)

Delphine T., 56 ans, entrée au Perron en 1883. Pas d'antécédents héréditaires ou personnels, intéressants. Début de l'affection en 1881, par de la raideur des membres inférieurs, bientôt suivie d'un peu de faiblesse. Quelque temps après, à la suite d'une émotion morale très forte, elle fut saisie d'un tremblement du pied gauche et de la main gauche ; ce tremblement, d'abord peu prononcé, devint peu à peu plus intense. La marche, à ce moment, était encore possible ; la malade avait de fréquents besoins de mouvements. Au milieu de l'été 1882, le pied droit commença à trembler, et quelques semaines plus tard, la main droite fut prise à son tour. Depuis que le tremblement s'est généralisé, la malade éprouve une sensation pénible de lassitude, et le long de la colonne vertébrale comme une longue et perpétuelle courbature. Actuellement (mai 1883), il lui est impossible de se tenir debout ; elle passe les journées assise dans un fauteuil. Un peu d'immobilité des traits. Pas de tendance à la pro ou à la rétropulsion.

Les membres supérieurs exécutent au repos des oscillations de faible amplitude, à peu près régulières. A gauche, le pouce se meut sur l'index et le médius ; les quatre derniers doigts sont fléchis et unis les uns aux autres. A droite, le pouce passe rapidement devant les quatre autres doigts sans en toucher aucun. Ces mouvements s'atténuent sous l'influence de la volonté ; ils disparaissent même dans la préhension des objets. La main tremble sur l'avant-bras par flexion et extension. Les coudes s'écartent et se rapprochent du tronc. Les talons reposant sur le sol, les pieds s'élèvent et s'abaissent comme dans les mouvements de presser les pédales d'une machine à coudre.

Les sensations de chaleur incommodent beaucoup la malade qui a demandé à être placée à l'endroit le plus frais de la salle ; par les plus grands froids, elle n'est couverte habituellement que d'un drap.

Aucun autre phénomène intéressant ne s'est produit pendant la durée de la maladie. Mort dans le coma.

Autopsie. *Cerveau :* il présente quelque chose de particulier dans la capule interne. Dans la portion qui sépare le noyau intra-ventriculaire du noyau extra-ventriculaire, on remarque deux tractus de substance grise qui vont sans interruption d'un noyau à l'autre ; ils ont chacun à peu près deux millimètres de largeur. La même particularité existe dans les deux hémisphères. Adhérences de la dure-mère sur les côtés du bord supérieur de la faux du cerveau.

Le bulbe et la protubérance ne présentent rien à l'œil nu ; l'examen histologique n'en a pas encore été fait.

Moelle : elle est petite, comme comprimée dans ses enveloppes; à un examen rapide, on constate de la sclérose diffuse ; les cornes antérieures paraissent atrophiées.

Cœur : Les orifices ne présentent pas de lésion. Les valvules sigmoïdes de l'aorte sont amincies, transparentes ; elles ont à peine l'épaisseur d'une feuille de papier à cigarettes.
Rien aux autres organes.

Examen microscopique de la moelle (région lombaire): A l'œil nu, d'abord, on constate sur les coupes la présence d'une collerette étroite, s'étendant de chaque côté dans le cordon latéral en arc de cercle, depuis l'extrémité de la corne antérieure jusqu'à l'extrémité de la corne postérieure. Cette collerette est formée par des bandes très fines de tissu conjonctif qui enlacent les tubes nerveux, formant autour d'eux un réseau élégant ; de là partent des travées minces qui pénètrent dans l'intérieur du cordon latéral jusqu'au niveau de la substance grise. Les tubes nerveux sont sains ; la myéline est intacte ; les cylindres axe apparaissent très nets avec leurs dimensions ordinaires. Quelques tubes nerveux paraissent un peu étouffés par la prolifération conjonctive. Entre la collerette et le bord de la moelle, il n'existe aucune altération. Le développement du tissu scléreux est nul dans les cordons postérieurs ; ici aussi, pas de lésion du tissu nerveux.
Les cornes antérieures sont saines; les îlots de cellules sont très visibles et intactes ; quelques cellules présentent un dépôt assez serré de granulations pigmentaires. Les cellules de la colonne vésiculaire de Clarke, d'un côté, ne paraissent pas altérées ;

de l'autre côté, elles ont complètement disparu ; il n'en persiste qu'une seule, celle-ci assez bien conservée. Toute la région qui correspond à la base de la corne postérieure présente des traces de sclérose et d'atrophie. Le canal épendymaire est rempli d'élé. ments cellulaires dégénérés (cellules épithéliales, globules blancs). Léger degré de sclérose périépendymaire.

OBSERVATION II

(Résumée)

G... Françoise, entrée au Perron au mois de juin 1887.

Le tremblement remonte à deux ans; la malade ne donne aucun renseignement sur son mode de début et de progression. Actuellement, la malade reste constamment étendue dans le décubitus dorsal; la faiblesse est extrême; les jambes, soulevées, retombent lourdement, comme si elles étaient paralysées. La force au dynamomètre est nulle pour la main gauche, elle est de 5 kilos pour la main droite. Jamais d'attaque d'apoplexie, *les muscles sont flasques et réduits de moitié.*

Le tremblement qui se manifeste aux membres supérieurs et inférieurs revêt une forme intermittente; il apparaît au repos, et consiste dans des oscillations des avant-bras et de la main. Les doigts n'ont pas de mouvement propre; le tremblement des pieds est peu marqué. La malade peut arrêter son tremblement par un effort de volonté.

Sensations de chaleur fréquentes; la malade éprouve souvent le besoin de se découvrir. Lorsqu'elle pouvait encore marcher, il lui semblait toujours qu'elle allait tomber en arrière.

Déformation remarquable des deuxième et troisième phalanges des doigts. A ce niveau, on sent de petites masses dures ortéophytiques, les phalangettes sont déviées du côté des pouces. Ces déformations ont commencé à apparaître à l'âge de 26 ans, accompagnées de quelques douleurs très vagues. Jamais elle n'a eu de rhumatisme articulaire aigu.

Rien autre de particulier. Mort dans la cachexie. A l'autopsie, on n'a rien trouvé de remarquable du côté des organes thoraciques et abdominaux.

Voici le résultat de *l'exameu microscopique de la moelle* (région dorsale) :

De larges travées de tissu sclérosé traversent les cordons latéraux, affectant une forme rayonnée plus ou moins régulière,
depuis la pie mère jusqu'à la substance grise centrale La pie
mère est elle-même épaissie en certains points, surtout au niveau
du sillon antérieur ; à ce niveau, on voit des vaisseaux dont les
parois ont considérablement augmenté d'épaisseur. Des travées
de sclérose primitives partent d'autres travées plus étroites qui
forment un réseau de la plus grande netteté sur le fond rouge
duquel apparaissent les tubes nerveux avec leur myéline et leurs
cylindres-axe intacts. Quelques-uns de ces derniers sont cependant un peu dilatés. Les cordons postérieurs et les cordons
antérieurs présentent aussi cet aspect sclérosique, mais à un
degré bien moindre que les latéraux.

La corne antérieure gauche est manifestement atrophiée, elle
est moins large, plus allongée. Les cellules des deux cornes
antérieures sont petites, très granuleuses; quelques-unes même
ont disparu, leurs prolongements ne sont pas nets, de telle sorte
que ces cellules ont un aspect globuleux. Ces caractères sont
plus marqués sur la corne antérieure gauche. Au niveau de la
zone sensitivo-motrice, la substance grise est envahie par du
tissu scléreux ; le groupe des cellules de la colonne vésiculaire
de Clarke est difficilement reconnaissable, par suite de l'atrophie
et de la disparition des cellules.

Le canal épendymaire est rempli de débris épithéliaux; toute
la région périépendymaire fixe le carmin avec une grande intensité, ce qui semble indiquer une sclérose très prononcée.

OBSERVATION III

(Résumée).

Recueillie par M. Chapolot, interne du service.

Ch., 69 ans, blanchisseuse, entrée au Perron au mois de
décembre 1887. Rien d'intéressant dans ses antécédents. Début
de la maladie actuelle il y a trois ans, par de la faiblesse des membres inférieurs, de la maladresse des mains ; le tremblement n'a
pas tardé à survenir, envahissant d'abord les membres supérieurs, puis les inférieurs. Le tremblement est intense, *surtout
au membre supérieur gauche* ; il est caractérisé à la main par des

oscillations régulières de flexion et d'extension ayant le poignet pour charnière ; il est peu marqué lorsque la main repose sur les genoux, mais s'exagère beaucoup dès que le point d'appui vient à faire défaut ; il disparaît en partie pendant les mouvements volontaires. La main droite ne tremble que d'une façon insignifiante.

Aux membres inférieurs, c'est le pied droit qui est le siège du tremblement ; c'est un soulèvement rythmé du talon, la pointe restant sur le sol, soulèvement qui ressemble au tremblement survenant lorsque le pied d'un individu sain repose par sa pointe sur le sol depuis un instant. Lorsque la malade est debout, elle sautille toujours en soulevant le talon sans que la pointe se détache du sol. Ce phénomène n'existe presque pas au membre gauche.

Pas de tremblement de la tête. Faciès triste, immobile surtout dans la partie supérieure de la face.

La malade marche lentement, la tête un peu fixée entre les épaules, les bras pendants. Pas de mouvements de propulsion ; quelquefois elle s'arrête et recule de un ou deux pas. Pas de troubles vaso-moteurs.

Atrophie manifeste des muscles du membre supérieur : ces muscles réagissent mal au chariot de Dubois-Reymond. Réflexes patellaires abolis. Pas de trépidation épileptoïde Pas de trouble de la sensibilité.

Comme état mental, un peu d'hypochondrie, quelques idées d'indignité.

Rien au cœur, ni aux poumons. Urines normales.

27 décembre. Hier, la malade a fait une chute en arrière que l'on ne peut attribuer qu'à un mouvement de rétropulsion. Depuis, elle est restée couchée.

Les jours suivants elle s'affaiblit, l'appétit a disparu, incontinence des urines et des matières fécales. Pas d'autre paralysie. Rien à la face. L'état de la sensibilité et de la motilité est le même que précédemment. Escharre à la fesse droite.

3 janvier. — Etat demi-comateux. La commissure labiale droite paraît légèrement déviée. Pas de paralysie des membres.

Le soir, flaccidité des membres ; la face, au dire de la sœur, a été brusquement déviée à droite. Mort.

Autopsie : *Encéphale.* — Œdème considérable de toute la convexité et de la base. Aucune trace de foyer hémorrhagique ancien ou récent. Méninges œdématiées, un peu épaisses, mais se détachant bien. Pourtant, au niveau du lobe sphénoïdal droit, on constate un épaississement plus considérable et des adhérences. Après arrachement, on trouve une petite masse occupant l'extrémité du lobe, d'aspect granuleux, par suite de l'arrachement de la pie mère.

Bulbe et protubérance. — Sains à l'œil nu.

Moelle. — S'enlève facilement, dure au toucher. Lorsque l'on incise les méninges, on constate une énorme pachyméningite occupant surtout les régions dorsale et lombaire, à ce niveau principalement, le tissu fibreux est tellement abondant que l'enveloppe pie-mérienne est de consistance et d'aspect cartilagineux. Elle adhère d'ailleurs à la substance nerveuse, il semble que l'on voit des rayons scléreux pénétrer les cordons latéraux. Les cornes antérieures et postérieures paraissent altérées.

Poumons. — Le gauche est sain. Adhérences au sommet droit.

Cœur. — Petit. Les sigmoïdes ont subi une raréfaction de leur tissu. Quelques plaques calcaires sur l'aorte et l'endocarde ventriculaire gauche.

Examen microscopique de la moelle. (Région dorsale) — On constate tout d'abord un épaississement énorme de la pie mère ; cet épaississement est irrégulier, et surtout marqué vers les parties latérales. Les paires nerveuses et les ganglions sont englobés dans une masse conjonctive énorme et dense. Le feuillet viscéral de l'arachnoïde est lui-même très épaissi. Dans la pie mère, on trouve des vaisseaux gorgés de sang, à parois épaisses ; les vaisseaux au niveau des paires rachidiennes, sont également gorgés de sang.

La portion périphérique de la moelle offre l'aspect d'une bande fibreuse, à laquelle la pie mère adhère intimément en certains points, vers les cordons latéraux surtout. De cette bande partent des travées connectives nombreuses, quelques-unes énormes, offrant un aspect rayonné assez net. De ces travées se détachent une série de travées conjonctives plus fines enlaçant les tubes dans une sorte de réseau. A un faible grossissement, ce réseau connectif fin est très diffus : on n'aperçoit que les grosses travées en rayons de roue. Dans le tissu nerveux, nombreux vaisseaux avec de la périartérite. Les tubes nerveux sont normaux, quelques-uns un peu atrophiés. Les cylindres-axe apparaissent très nets, bien colorés, quelques-uns un peu dilatés. Les cornes antérieures sont légèrement atrophiées; les groupes cellulaires antérieur et antéro-externe ont presque totalement disparu, à part quelques cellules isolées qui sont encore bien visibles, mais granuleuses et chargées de pigment. Le groupe externe persiste dans les deux cornes, avec des altérations peu importantes. A la jonction des cornes antérieures et postérieures on voit des deux côtés, plus rapproché des cordons postérieurs, c'est-à-dire un peu en dedans, un groupe de cellules assez nombreuses, volumineuses, gonflées, bien colorées par le carmin, très légèrement granuleuses. Elles apparaissent plus nettement que celles des cornes antérieures ; ce groupe de cellules semble appartenir à la colonne de Stilling qui serait un peu déjetée en dedans. Il existe de la sclérose des cornes antérieures autour des cellules. Le canal épendymaire est rempli de cellules dégénérées. Sclérose périépendymaire très apparente.

On voit que dans ces trois examens on a trouvé des lésions importantes du cordon latéral. Devons-nous croire qu'il s'agit ici de lésions banales, sans signification aucune, qui, loin d'éclaircir la question, ne viennent qu'augmenter la confusion déjà si grande dans l'histoire de l'anatomie pathologique de la paralysie agitante? Et d'abord, les lésions signalées jusqu'ici dans la maladie de Parkinson sont elles si disparates qu'on a bien voulu le dire ? N'est-il pas possible de les classer en quelques groupes. de rapprocher ces groupes les uns des autres, et en les rapprochant, d'essayer de montrer qu'ils présentent tous entre eux quelques points de ressemblance, et que l'on voit toujours quelque phénomène de l'affection lié intimement aux lésions ?

Nous voyons en effet que l'on peut ranger en trois classes les différentes lésions trouvées à l'autopsie de malades atteints de paralysie agitante. Nous passerons sous silence les cas où l'on n'a absolument rien trouvé : cette absence de lésions n'est pas rationnelle. Ce n'est pas qu'il faille mettre en doute la valeur d'observations, signées par des maîtres éminents; mais on peut croire que l'insuffisance de nos moyens actuels laisse certains troubles morbides des éléments anatomiques échapper à l'examen histologique. Qui sait si les phénomènes de congestion, d'exsudation, les simples troubles circulatoires même qui sont pour les éléments nerveux des causes si puissantes d'irritation, ne sont pas souvent que les stades avancés d'une phase irritative sourde et inaccessible à l'investigation de nos instruments les plus perfectionnés ?

1° Dans une première catégorie de faits nous rangerons les observations de Parkinson, d'Oppoltzer et de Luys, où sont signalées les lésions de l'isthme de l'encéphale. *Parkinson* note de la sclérose du pont de Varole et de la moelle allongée; *Oppoltzer*, outre un petit kyste apoplectiforme dans la couche optique droite, signale aussi de la sclérose du pont de Varole et de la moelle allongée, et de plus des stries opaques dans les cordons latéraux de la moelle, stries constituées par du tissu conjonctif en voie de développement. Enfin *Luys* a constaté à l'autopsie outre un gonflement des cellules nerveuses qui ont doublé de volume, une résistance anormale des régions protubérantielles et bulbaires qui correspond à une sclérose interstitielle.

2° La deuxième catégorie répond aux cas de Joffroy et de Charcot. *Joffroy* a publié dans les *Archives de physiologie* (1872) trois observations de paralysie agitante avec autopsie et examen microscopique : dans les trois cas il a trouvé des lésions communes, à la moelle et au bulbe, et des lésions propres à chacun d'eux. α L'oblitération du canal central par des éléments dus à la prolifération de la couche épithéliale de l'épendyme. β Pigmentation prononcée des cellules nerveuses, surtout de celles de la colonne vésiculaire de Clarke; γ Des corps amyloïdes en quantité variable disséminés dans toute l'étendue de la coupe. Il y avait comme lésions spéciales, dans un cas, une plaque de méningite vers le bec du calamus scriptorius, avec inflammation assez vive de la partie inférieure du bulbe; dans un deuxième, une plaque de sclérose superficielle vers le niveau de la partie supérieure du 4e ventricule.

Dans deux observations de *Charcot*, publiées dans la thèse de ·Fernet, outre des lésions scléreuses des cordons postérieurs qui avaient donné lieu à quelques phénomènes de l'ataxie locomotrice, on signale de la sclérose occupant toute l'étendue de la colonne vésiculaire de Clarke avec destruction de presque toutes les cellules.

3° Nous rangeons dans le 3e groupe toutes les observations où sont notées des lésions du cordon latéral. Telles sont les cas de *Dowse* (*Medical Times*, 1878), *Cayley et Murchinson*. Le professeur *Lange* (*Ueber chronich Rückenmarks-Entzündung*, 1874), rapporte trois cas de paralysie agitante: dans les deux premiers, outre des foyers de ramollissement de la moelle, il signale des lésions scléreuses dans toute l'étendue de la moelle et du cerveau; dans le troisième, une hyperplasie manifeste du tissu conjonctif dans les cordons latéraux, indépendamment d'une coloration grise généralisée à toute la substance blanche de la moelle et du bulbe.

Demange a trouvé lui-aussi, outre les traces de l'inflammation périépendymaire, une myélite interstitielle disséminée en quelques points dans les cordons latéraux. C'est enfin à cette catégorie de faits qu'appartiennent les trois autopsies faites au Perron, par M. J. Teissier. Nous avons vu plus haut qu'Oppoltzer signalait aussi quelques lésions des cordons latéraux caractérisés par une hyperplasie conjonctive diffuse.

Ces trois sortes de lésions peuvent se trouver réunies : *M. Dubief*, dans son excellente thèse, *Essai sur la nature des lésions dans la maladie de Parkinson*, relate une observation de ce genre. Il a trouvé dans les cellules des cornes antérieures, et dans celles de la colonne vésiculaire de Clarke, des altérations notables : ces cellules étaient remplies de granulations pigmentaires jaunâtres, et leur protoplasma avait subi de profondes modifications qui le rendaient impropre à fixer les matières colorantes. Le canal épendymaire était agrandi et rempli de cellules épithéliales ; le tissu périépendymaire était envahi par cette néoplasie épithéliale et notablement épaissi. La substance blanche présentait des lésions scléreuses dont le point de départ paraîssait être la pie-mère, et contenait en outre un nombre considérable de corpuscules amyloïdes. Pour M. Dubief, ces derniers représentent des débris de cellules lymphatiques, qui jouent le rôle d'un excitant permanent sur les tubes nerveux sains. Il y avait enfin des lésions des cylindres-axe : gonflement, état variqueux ou disparition complète, et une destruction des tubes nerveux à la périphérie de la moelle. Le bulbe et la protubérance présentaient des lésions en tous points comparables à celles de la moelle épinière.

Nous laissons de côté une foule d'observations dans lesquelles on a trouvé des lésions volumineuses de la couche optique, des corps striés, etc, lésions qui n'ont certainement rien de commun avec celles de la paralysie agitante, qui ne sont que de simples coïncidences ou des épiphénomènes dans la maladie, et qui bien souvent peut-être ont pu détourner l'attention et faire négliger des recherches plus approfondies et plus sérieuses. Dans maintes circonstances même, il est permis de douter que l'on avait à faire à de véritables paralysies agitantes.

Ces cas mis de côté, on voit que nous nous trouvons encore en face de bon nombre d'observations ayant trait à des scléroses plus ou moins diffuses de la protubérance, du bulbe et de la moelle, scléroses qui portent ordinairement sur les faisceaux blancs conducteurs de la motilité. Dans les observations de Joffroy et de Charcot, on ne retrouve pas cette lésion ; pourquoi ne ferait-on pas jouer aux corpuscules amyloïdes, comme le veut Dubief, le rôle d'agents irritants vis-à-vis des tubes nerveux.

Si nous rapprochons de ces trois ordres de lésions indiscutables les signes cliniques de la maladie de Parkinson, nous voyons que ces derniers leurs correspondent parfaitement.

1° A *l'altération de la colonne vésiculaire de Clarke*, répondent les *troubles vaso moteurs*. Nous avons, dans un premier chapitre, réuni tous les phénomènes que nous avons cru pouvoir relier à une action vaso-motrice. Dans

tous les cas où seront signalés des troubles calorifiques, des
troubles sécrétoires et des troubles circulatoires caractérisés
par des œdèmes, des hémorrhagies, il faudra songer à des
lésions des centres vaso-moteurs médullaires ou bulbaires.
Il est depuis longtemps prouvé que les nerfs váso-moteurs
viennent de la moelle. Lorsque l'on sectionne transversa·
lement la moelle épinière chez le chien, par exemple, on voit
se produire une hypérémie des membres postérieurs avec
élévation de la température. Si la section porte sur une
moitié de la moelle, les phénomènes n'apparaissent que
dans le membre correspondant. Il est non moins bien
reconnu aujourd'hui que la moelle n'est pas seulement par
ses cordons blancs un conducteur, relativement à des centres vaso-moteurs situés plus haut, mais qu'elle constitue
pour les nerfs constricteurs un centre par sa substance
grise. La démonstration ne peut en être donnée anato-
miquement. Jacubowitch a bien considéré les groupes de
cellules situées dans l'axe gris médullaire, à l'angle de
réunion de la corne antérieure et de la corne postérieure
comme un groupe de cellules sympathiques, et par suite
comme une colonne grise vaso-motrice ; c'est cette même
colonne que Lockardt Clarke a nommée colonne vésiculaire, mais cette hypothèse est purement gratuite.

La limite supérieure des principaux centres vaso-moteurs
correspond, d'après les expériences d'Owsjanikow, à l'extrémité supérieure du quatrième ventricule, c'est-à-dire à la
moitié postéro-inférieure de la protubérance ; d'après celles
de Vulpian et Philippeaux, aux tubercules quadrijumeaux.
Il est juste d'ajouter que la clinique enseigne que des
lésions des hémisphères, des corps opto-striés, ont parfois

une action sur les nerfs vaso-moteurs, mais il est probable que dans ces cas, il s'agit d'une action à distance sur les centres bulbaires. La limite inférieure des grands centres bulbaires, répond, toujours d'après Owsjanikow, à la partie inférieure du bec du calamus. Mais il existe d'autres centres dans la moelle. Vulpian a constaté qu'après une section de la moelle cervicale, qui avait amené une élévation de la température dans les deux membres postérieurs, une hémisection de la moelle dorsale du côté droit a déterminé une élévation de température de trois degrés, aussi bien sur le membre correspondant que du côté opposé.

Ce résultat des expériences physiologiques a été contrôlé par la clinique. **M.** le professeur Pierret, recherchant la cause de certains phénomènes de l'ataxie locomotrice, tels que les crises laryngées, gastriques, œsophagiennes, les crises de diarrhée, les troubles sécrétoires, vaso-moteurs, etc, est arrivé à cette conclusion, que ces accidents ne pouvaient être imputés qu'à un trouble fonctionnel des nerfs mixtes, glosso-pharyngien, pneumo spinal et du grand sympatique. Or, ces différents nerfs constituent, dans les centres nerveux, moelle, bulbe et protubérance, un système anatomique intermédiaire avec zônes motrices et sensitives.

« Ce système fournit, au niveau de l'origine apparente des nerfs auditifs et faciaux, un nerf vaso-moteur, le nerf de Wrisberg, émanation directe de ce faisceau mixte ascendant connu sous le nom de *faisceau solitaire de Stilling*, *colonne grêle* (slender columus de Clarke). Cet intéressant faisceau de fibres, au-dessous du point d'émergence du nerf de Wrisberg, fournit des rameaux vaso-moteurs, au glosso pharyngien, plus bas au groupe du pneumo-spinal, sans cesser de se maintenir en rapport soit avec les ganglions moteurs vrais, sait avec les ganglions sensitifs. A ce niveau, tous les anatomistes perdaient de vue la colonne grêle et lui assignaient souvent les trajets les plus fantaisistes (Clarke, Meynert). L'auteur croit avoir démontré, au moyen de coupes longitudinales du bulbe faites à l'état patholologique et normal, que cette colonne, en grande partie vaso-motrice, s'incurve au niveau de l'entrecroisement des pyramides, et décrivant une courbe à concavité externe, se place aux côtés du spinal inférieur, puis reprend dans la moelle une situation analogue à celle qu'elle occupait dans le bulbe, c'est-à-dire intermédiaire, avec zones motrices et sensitives. Dans cette position, elle s'adjoint aux fibres ascendantes qui occupent le *cervix cornu posterioris* et la partie profonde des cordons latéraux, région éminemment mixte, qui renferme des tubes nerveux sensitifs, moteurs et vaso-moteurs. Ces derniers émanent visiblement de la chaine d'amas ganglionnaires qui occupe l'angle externe de la corne antérieure, porte le nom de *tractus intermedio-lateralis*, et passe avec raison pour représenter les origines intra-spinales du grand sympathique. » (*Compte rendu de l'Académie des sciences*, 1882).

M. le professeur Pierret a vu que cette région était fréquemment intéressée dans le tabes sensitif, et que c'était dans ce cas que l'on voyait apparaître les phénomènes sensitivo-moteurs. La thèse remarquable de Putnam est consacrée à la démonstration de ces faits. Il ne nous reste plus qu'à appliquer les mêmes conclusions aux troubles vaso-moteurs de la paralysie agitante.

2° Aux *lésions médullaires intéressant le cordon latéral*, se rattachent le *tremblement* et l'*exagération des réflexes* que l'on rencontre quelquefois. Nous consacrerons notre dernier chapitre à quelques considérations sur le tremblement, et nous verrons qu'il est en effet souvent en rapport avec des lésions de la moelle.

3° A l'*altération des régions bulbo-protubérantielles* correspondent plus particulièrement le *tremblement de la mâchoire inférieure et de la langue* (noyaux des XIe et XIIe paires), les *troubles respiratoires et cardiaques* (noyaux de la Xe paire),la *sialorrhée* (noyau du facial inférieur).

Si les lésions portent à la fois sur les noyaux d'origine de ces nerfs, sur les centres vaso-moteurs bulbaires ou médullaires, sur la substance blanche conductrice, le syndrôme clinique tout entier de la paralysie agitante pourra peut-être être réalisé.

Il est quelques autres symptômes qui ne paraissent pas être en relation directe avec les lésions du système nerveux central ; tels sont les phénomènes de propulsion et de rétropulsion, et les contractures.

Les *rigidités musculaires* qui accompagnent la paralysie agitante, qui précèdent quelquefois de plusieurs jours l'apparition du tremblement et peuvent même constituer à elles seules une des formes de la maladie, doivent être rangées dans la classe des pseudo-contractures. C'est la thèse soutenue par Bloch qui s'appuie sur les caractères cliniques pour distinguer les fausses contractures des contractures vraies ou spasmodiques. « Les muscles rigides des parkinsonniens sont durs et donnent au toucher une sensation ligneuse ; ils ne subissent pas ces oscillations,

qu'il est fréquent de constater dans la contracture spasmo-
dique. Leur élasticité a subi une atteinte un peu spéciale;
l'effet qu'on ressent lorsqu'on cherche à les étendre a
quelque chose de particulier, tenant le milieu pour ainsi
dire entre la résistance élastique et l'obstacle insurmon-
table, et se rapprochant de la rigidité cadavérique... Les
réactions électriques des muscles sont diminuées, mais non
perverties... Ni l'ischémie produite par l'application de la
bande d'Esmarck, ni la narcose chloroformique ne font
disparaître la rigidité... » Pour Bloch, les pseudo-contractures de la paralysie agitante sont dues à des lésions musculaires.

Quant aux *phénomènes de pro et de rétropulsion,* ce ne
sont pas, on le sait, des symptômes propres à la maladie
de Parkinson ; on les a signalés dans l'ataxie locomotrice
et la pellagre. Personne n'y voit aujourd'hui des troubles
de la locomotion dus à des lésions protubérantielles ou
pédonculaires. M. Pierret a publié une observation d'atrophie musculaire progressive caractérisée au début par de la
rétropulsion irrésistible. D'après M. Pierret, c'est à la len-
teur des réactions musculaires, attribuée elle-même par
Benedik à la rigidité, qu'est due l'apparition, soit provoquée, soit naturelle, du phénomène. « Que l'on suppose,
dit M. Pierret, un de ces malades écartés si peu que ce soit
de sa position d'équilibre, il a immédiatement conscience
de ces modifications et cherche à y remédier, car l'intel-
ligence et la sensibilité sont intactes. Malheureusement, si
la volonté est intervenue à temps, il s'en faut que le système
musculaire obéisse rapidement ; le mouvement voulu,
c'est-à-dire un pas en arrière ou en avant, s'exécute alors

qu'il est devenu insuffisant. Le trouble de l'équilibre continue donc à s'accentuer, et, toujours incomplètement
corrigé, il se produit, engendrant un mouvement unifor-
mément accéléré jusqu'à ce que le malade soit arrêté ou
tombe. »

CHAPITRE III

On peut définir le tremblement : « une agitation invo-
lontaire du corps ou de quelque membre par de petites
oscillations compatibles avec l'exécution des mouvements
volontaires qui n'en continuent pas moins à se produire et
qui ne font que perdre de leur précision. » Cette définition,
qui est celle du *Dictionnaire de médecine de Littré*, permet
d'éliminer, comme on l'a fait souvent remarquer, les mouvements convulsifs proprement dits, et ceux que l'on
observe dans la chorée et dans l'ataxie locomotrice.

Longtemps avant de se demander à quelle lésion pouvait
correspondre un semblable phénomène, on a cherché à
établir des divisions dans ce groupe si vaste des tremblements.

Il y a un siècle, van Swieten donnait une division qui
établissait un fait fondamental, absolument clinique et pra-
tique. Il distinguait :

1° Le *tremor coactus*, c'est-à-dire le tremblement résultant de l'excitation, de l'irritation de l'appareil neuro-musculaire.

2° Le *tremor a debilitate*, c'est-à-dire le tremblement

4

résultant de la faiblesse de l'appareil neuro-musculaire.

Le *tremor a debilitate* a été ressuscité par Gubler, sous le nom de tremblement par *astasie musculaire*. En physiologie, on le sait, on démontre que la contraction musculaire n'est pas univoque, qu'elle est elle-même le résultat d'une série de contractions qui ne sont pas dissociées à l'état normal. Or, que l'influx nerveux vienne à diminuer, que la rapidité de la translation de cet influx devienne moindre, et la contraction musculaire se trouve décomposée en ses forces composantes : il y a astasie musculaire. Cette théorie a été adoptée par Charcot, Marey, et soutenue par Fernet, dans sa thèse d'agrégation. Vraie pour une certaine catégorie de tremblements, elle ne peut s'appliquer à tous, nous le verrons tout-à-l'heure.

Jaccoud, pour expliquer le tremblement, a fait intervenir la perte d'une propriété spéciale, la *stabilité musculaire*, ou propriété que possèdent les muscles de rester au repos lorsque le mouvement accompli se maintient un certain temps. Plus tard, il substitua à cette théorie, celle de la perte du tonus musculaire, le tonus musculaire étant cet état de contraction lente, sourde, imperceptible en quelque sorte des muscles, qui fait qu'ils ne sont pas à l'état de relâchement absolu, même au repos.

Mais cette interprétation n'est pas nouvelle. En 1814, Barthez avait décrit ce qu'il appelle la *force de station fixe*, en vertu de laquelle nous avons normalement la faculté de fixer dans un état d'immobilité parfaite, nos muscles à une période quelconque de leur contraction. Grasset se range à cet interprétation, et c'est en se basant sur cette idée de Barthez, qu'il décrit deux variétés de névroses :

1° Celles où la force de station fixe est exagérée : type, la catalepsie ;

2° Celles où la force de station fixe est diminuée : type, la paralysie agitante.

Cette dernière interprétation de Barthez et de Grasset est très ingénieuse et fort séduisante. Mais, outre qu'elle n'est qu'une hypothèse, elle ne peut s'appliquer à toutes les variétés de tremblement ; cette diminution de la force de station fixe n'explique pas pourquoi tel tremblement survient exclusivement à l'occasion des mouvements volontaires, tel autre persistant pendant le repos.

Pour ce qui regarde la lésion pouvant déterminer l'apparition du tremblement, elle ne peut siéger que dans le système nerveux moteur. Tout tremblement est un vice dans la transmission de l'influx nerveux ; qu'il y ait diminution ou excès de cet influx, il ne peut correspondre qu'à des lésions matérielles ou dynamiques des organes chargés de cette transmission. L'appareil musculaire peut-il être incriminé ? Faut-il penser avec Fernet que des changements dans l'état ou dans la nutrition des muscles peuvent amener des troubles dans l'exécution de leurs fonctions, capables de reproduire ces oscillations d'amplitude variable, mais toûjours rhytmiques, qui caractérisent le tremblement ? Nous ne le croyons pas. Il est plus probable que dans tous les cas de tremblement, il existe une lésion pouvant siéger, à la rigueur, sur un point quelconque du faisceau moteur, depuis son origine dans le cerveau jusqu'à sa terminaison dans les membres, mais que l'on rencontrera le plus souvent dans le bulbe ou dans la moelle. Il est plus logique de supposer que le tremblement est dû soit à une irritation

des fibres motrices, soit à leur destruction partielle gênant
la rapidité de la translation de l'influx nerveux. On voit déjà
de quelle utilité sera pour nous la classification de van
Swieten : aussi est-ce celle que nous avons adoptée

Nous n'avons pas la prétention d'émettre à ce sujet une
idée nouvelle. En 1883, M. Foucherand, dans une thèse
inspirée par M. le professeur Pierret, cherchait à démontrer que les mouvements choréïques, qui ne sont eux-
mêmes, comme les vrais tremblements, que des troubles
de la transmission des mouvements volontaires, étaient dus
à des lésions siégeant sur le trajet des faisceaux conducteurs
des incitations motrices. L'année suivante, M. le professeur
Pierret généralisait ses idées à tous les mouvements cho-
réïformes, et à tous les tremblements : « Nous n'hésitons
pas, faisait-il dire à un de ses élèves, à rapprocher les unes
des autres toutes les variétés des troubles de la motilité,
aussi divers qu'ils puissent paraître à première vue. Pour
nous, le tremblement de la paralysie générale, celui de la
paralysie agitante, de l'alcoolisme, de la sclérose en plaques,
l'incoordination des mouvements de la chorée, ou l'athé-
tose, ont une seule et même origine : une irritation chro-
nique des centres moteurs ou des cordons conducteurs. La
destruction de ces éléments amène la paralysie, leur excitation pathologique détermine de la parésie quand elle est
portée trop loin, et des mouvements anormaux quand elle
reste dans une certaine mesure... »

On verra plus loin que nous faisons une distinction suivant que le tube nerveux est le siège d'une irritation ou
d'une lésion destructive et que nous basons sur cette distinction la division des tremblements en deux classes.

Notre intention n'est pas de donner une classification complète des tremblements ; nous savons qu'il en existe une quantité considérable à peine connus, que le clinicien rencontre par hasard, auxquels il hésite à donner un nom et qu'il se garderait même d'assimiler à tel ou tel tremblement, car un examen approfondi déroute toutes les conceptions Le temps nous a manqué pour entreprendre des recherches longues et difficiles; nous ne doutons pas cependant qu'une étude approfondie ne permette quelque jour de mettre de l'ordre dans ce chaos et de rattacher toutes les formes de tremblement à une des deux classes que nous distinguions tout à l'heure.

Nous ne parlerons donc que des principaux tremblements connus, de ceux dont les caractères cliniques sont bien définis, et nous chercherons à la faire rentrer dans un des groupes de van Swieten :

1° Tremblements de faiblesse, *tremor a debilitate* ;

2° Tremblement de force, *tremor coactus*.

1° TREMBLEMENTS DE FAIBLESSE

A cette catégorie appartiennent le *tremblement mercuriel*, le *tremblement de la sclérose* et le *tremblement sénile*. Nous devons d'abord expliquer pourquoi nous mettons à côté deux maladies qui semblent cependant si différentes au premier abord, la sclérose en plaques et le tremblement sénile. Cette dernière affection, qui fut longtemps regardée comme l'apanage de la vieillesse, a été depuis plusieurs années le sujet de nombreux travaux. Trousseau, dans ses Cliniques, protestait déjà contre l'épithète de sénile que l'on appliquait à ce tremblement. Charcot, en 1876, signalait la rareté de cette affection; il rappelait que, sur plus de 2,000 vieillards à la Salpétrière, on n'en trouvait que cinq cas. Thebault, à Bicêtre, n'a pu recueillir que six observations ; M. J. Teissier, à l'hospice du Perron, 2 seulement sur plus de 600 malades. Dans un mémoire publié en 1882, dans la *Revue de médecine*, M. Demange rappelait d'abord ces faits, puis s'attachait à démontrer que le tremblement n'était pas une affection banale de la vieillesse, mais bien une véritable névrose qui méritait de prendre place à côté de la paralysie agitante. Pour lui, il y avait même entre les deux affections un certain lien de parenté, et il concluait en disant que « depuis la forme classique grave de la paralysie agitante avec tremblement intense jusqu'au tremment sénile, il n'y a qu'une question de degré. »

Quelles sont les raisons qui ont amené M. Demange à admettre l'identité de deux maladies? Elles ne semblent pas suffisamment convaincantes. M. Demange réfute d'abord l'opinion courante qui établit une distinction entre les deux affections, d'après ce fait que, dans le tremblement sénile, le tremblement atteint toujours la tête et les muscles de la mâchoire, tandis que dans la paralysie agitante, la tête ne tremble que lorsqu'elle reçoit un mouvement communiqué venant des secousses des bras et des jambes et se transmettant par la colonne vertébrale dès que la tête a perdu son point d'appui. Il cite des observations indiscutables de paralysie agitante où le tremblement occupait la mâchoire et la tête. Le fait est aujourd'hui bien connu ; nous en avons observé nous-mêmes récemment un cas dans le service de M. le professeur Lépine. Oui, dans les deux affections, le tremblement peut siéger au niveau de la tête et dans la mâchoire. Ceci prouve seulement que l'on avait tort de chercher de ce côté un signe différentiel ; ce n'est pas une raison pour conclure à l'identité des deux maladies ; ceci prouve que. dans les deux cas, il peut exister des lésions bulbaires occupant les noyaux d'origine des nerfs de la mâchoire où plutôt les fibres qui en émanent.

Qu'importe que le tremblement occupe exactement les mêmes muscles ? Ce qu'il faut rechercher, c'est si les tremblements sont de même nature, s'ils présentent des caractères cliniques permettant d'affirmer entre eux une identité complète ou des rapports étroits. Et M. Demange le comprend si bien, que c'est le premier argument qu'il invoque. Pour lui, tremblement de paralysie agitante et tremblement sénile sont cliniquement un seul et même tremblement. « Là, comme ici, il est caractérisé par un tremblement pouvant envahir successivement tous les membres, à peu près incessant pendant la veille, exaspéré par les mouvements volontaires et les émotions morales, se calmant au contraire par le repos et le sommeil. C'est un tremblement rhytmique, oscillatoire, rapide, variable dans son amplitude. »

Cette description n'est pas rigoureusement exacte. Le tremblement sénile n'est pas « *à peu près incessant pendant la veille* », il n'existe très souvent pas du tout au repos ; nous parlons du vrai tremblement sénile, non pas des formes bâtardes encore mal classées. Le tremblement de la paralysie agitante n'est pas seulement « *à peu près incessant pendant la veille* », il est souvent continu, moins intense à certains moments. Les rémissions assez fréquentes s'observent surtout quand le membre prend un point d'appui solide. Le tremblement sénile, lui, n'est pas seulement exaspéré par les mouvements volontaires ; il survient ordinairement à l'occasion de ces mouvements. Quant au tremblement de la maladie de Parkinson. non seulement il n'est pas exaspéré par les mouvements volontaires, il est au contraire atténué.

Le paralysé agitant ne tremble pas dans son sommeil; ce fait est vrai, mais non constant ; dans les formes graves et à une certaine période de la maladie, le tremblement persiste pendant le sommeil. Dans les deux cas, le tremblement est rhytmique, mais avec des différences sensibles, lorsqu'on examine de près. C'est ainsi que dans la névrose sénile chaque doigt est animé d'un mouvement oscillatoire indépendant et tremble pour son propre compte, pour ainsi dire ; il n'y a pas de tremblement en masse, comme dans la maladie de Parkinson, où le pouce tremble d'une part et les quatre autres doigts d'autre part, en opposition avec le pouce.

Mais, ceci n'est que d'une valeur secondaire, en comparaison des autres caractères différentiels. Le tremblement sénile n'existe pas au repos, il se manifeste sous forme d'accès en quelque sorte, à propos d'un mouvement volontaire ou d'une émotion morale, il va s'accentuant au moment où le mouvement intentionnel approche du but. N'y a t-il pas là une opposition complète avec la paralysie agitante dans laquelle le tremblement est continu, s'affaiblissant pendant les mouvements volontaires, disparaissant même au début sous l'influence de la volonté, alors que tout effort dans ce sens fait par le malade atteint de tremblement sénile ne ferait qu'accroître son tremblement ?

Nous ne voulons pas insister sur d'autres symptômes qui sont à peu près constants dans la paralysie agitante, et qui n'existent pas dans la névrose sénile : les phénomènes vaso-moteurs, les mouvements de propulsion et de rétro- pulsion, la démarche caractéristique du malade, la raideur du tronc, de la tête et des membres, etc.

Nous venons de signaler les différences réelles des deux formes de tremblement : d'un côté tremblement continu, diminuant ou disparaissant même complètement pendant les mouvements volontaires; d'un autre côté, tremblement ne survenant que pendant les mouvements volontaires ou à l'occasion d'une émotion morale, s'exagérant au moment où le but va être atteint. Ces derniers caractères sont ceux du tremblement sénile; n'offrent-ils pas une analogie frappante avec ceux du tremblement de la sclérose en plaques ? C'est ce qui a conduit M. J. Teissier à rapprocher les deux affections et à les ranger dans un même groupe pathologique. Cette identité est si réelle que quelques-unes des observations de tremblement sénile appartenant à la collection du Perron, portent effacé le diagnostic antérieur de sclérose en plaques.

A côté de ces deux affections, nous avons placé le tremblement mercuriel ; les caractères sont les mêmes; il ne se produit que sous l'influence des mouvements volontaires; on ne le constate pas au repos; il s'exagère à mesure que le but va être atteint.

Ces trois sortes de tremblement sont des tremble- ments de faiblesse ; ils sont dus à une insuffisance d'influx nerveux. En effet, ils n'existent pas au repos ; mais que le malade veuille faire un mouvement, il lui faut une certaine dépense de force neuro-musculaire, et cette force il ne la trouve pas ou elle lui est transmise d'une façon irrégulière et intermittente par un système nerveux malade. Aussi voit-on apparaître le tremblement. On pourrait, dans ces cas, sans examen préalable, prédire en quelque sorte qu'on trouvera sur le trajet des fibres pyramidales des lésions particulières, caractérisées par de la sclérose de la névroglie avec destruction partielle des tubes nerveux. C'est ce que l'on rencontre en effet dans la sclérose en plaques : le tube nerveux est atteint dans sa structure intime ; la myéline disparaît, le cylindre axe persiste seul, et il persiste encore dans les points où la lésion est extrême, alors que tout autour de lui n'est plus que tissu fibrillaire. Comme l'a déjà fait remarquer Charcot, le tremblement est dû à la persistance du cylindre-axe au milieu des plaques de sclérose et à la gêne de la transmission des mouvements volontaires par ces cylindres-axe à travers les plaques. « De même que, quand un appareil électrique est composé de fils dont quelques-uns sont altérés, le courant électrique passe par saccades, de même il est probable que la puissance excito-motrice partant du système nerveux central et traversant un cordon latéral dont les tubes nerveux sont détruits, au lieu d'engendrer un mouvement régulier, celui-ci est saccadé et devient le tremblement. » Cette intégrité d'un grand nombre de cylindres-axe est nécessaire pour assurer la transmission des impulsions volontaires ; la destruction de quelques-uns d'entre eux ne fait qu'accroître la difficulté de cette transmission.

Tout ceci est depuis longtemps acquis à l'histoire de la sclérose en plaques Pour ce qui regarde le tremblement sénile et le tremblement mercuriel, on est en droit de penser qu'une étude attentive des lésions histologiques permettra de constater une destruction d'un nombre assez considérable de tubes nerveux appartenant au faisceau pyramidal. Peut-être même est-ce déjà un fait acquis que l'analogie des lésions de la sclérose en plaques et du tremblement sénile. Coppin, dans une thèse récente (Paris 1887) a cherché à démontrer que l'expression de moelle sénile servait à désigner des états anatomiques disparates; qu'à côté des moelles présentant une régression simple des tubes médullaires avec léger degré de sclérose secondaire, on en rencontrait quelquefois d'autres présentant une altération bien différente qui consiste en une sclérose diffuse liée à la localisation spinale de l'artério-sclérose généralisée. Dans ces cas, on peut rencontrer des complexus symptomatiques analogues à la sclérose en plaques. Coppin résume ainsi les lésions histologiques qu'il a observées; l'on peut voir l'analogie frappante de ces lésions avec celles de la sclérose en plaques.

« Tantôt les vaisseaux seuls sont atteints, et les faisceaux ou les cornes sont à peu près indemnes .. Tantôt, à un degré plus avancé, les artérioles malades sont entourées d'une zone qui prend fortement la coloration rose par le carmin. De cette zone circulaire partent à la périphérie des pointes conjonctives qui rayonnent dans le tissu ambiant. A la lésion artérielle se joint alors une sclérose en îlot qui affecte la forme étoilée .. Dans un autre type, quand les lésions sont encore plus accentuées, il existe une véritable sclérose diffuse Celle ci prédomine au niveau des cordons latéraux... Dans des formes avancées, il se joint à la lésion conjonctive des désordres variés du côté des tubes nerveux. Ceux-ci sont étouffés par la prolifération conjonctive. La myéline se désagrège, se segmente, et il est probable qu'elle est résorbée en grande partie par des leucocytes migrateurs, suivant le processus si bien étudié par Babinsky dans la sclérose en plaques. Les cylindres-axe résistent plus longtemps Quelques-uns persistent, dénudés au milieu du tissu conjonctif en néoformation. »

Nous avons eu nous-mêmes sous les yeux des préparations de moelle appartenant à une malade atteinte de tremblement sénile, où nous avons pu reconnaître les principales lésions décrites par Coppin et que nous venons de citer. Ces préparations nous ont été montrées par M. Teissier; la malade était une vieille pensionnaire de l'hospice du Perron.

2° TREMBLEMENTS DE FORCE

Ici, le tremblement n'est pas dû à une difficulté dans la transmission de l'influx nerveux. La lésion porte sur les mêmes faisceaux, mais sa nature n'est plus la même ; elle n'est pas destructive, elle est simplement irritative, d'où excitabilité plus grande des fibres motrices. Dans cette catégorie de tremblements, indépendamment des lésions du système nerveux, il existe ou il peut exister des altérations du système musculaire, ou sinon, des altérations véritables, tout au moins un certain état du muscle, contracture, rigidité, exagération de la tonicité, dont il semble qu'il faut tenir compte. C'est ici que les expériences de

Debove et Boudet peuvent servir à jeter le jour dans l'explication physiologique du tremblement. On voit déjà que, puisqu'il s'agit d'une excitabilité excessive du faisceau pyramidal, le tremblement peut parfaitement exister au repos, être continu. On comprend tout aussi bien comment ce tremblement doit diminuer dans les mouvements volontaires et diminuer d'autant plus que ces mouvements sont plus énergiques, puisque l'influx nerveux, au lieu de se perdre, est utilisé. Le fait bien observé que dans ce cas la volonté peut quelquefois arrêter le tremblement n'est-il pas encore la preuve qu'il s'agit là de réflexes dominés par le cerveau ?

On peut donc faire rentrer dans cette catégorie tous les tremblements qui se produisent au repos : tremblement de la paralysie agitante, par exemple. Ne semble-t-il pas que l'on soit en droit d'y admettre le tremblement alcoolique et le tremblement des hémiplégiques ?

Une des premières conditions pour la production de cette variété de tremblements nous paraît donc être une irritation plus ou moins forte des tubes nerveux amenant une excitabilité réflexe exagérée. C'est dans ces cas seulement que l'influence de la contracture musculaire peut être invoquée comme auxiliaire dans l'apparition du phénomène.

Debove et Boudet de Pâris, ont montré que le tremblement physiologique pouvait être produit de la façon suivante : On soumet un muscle à une élongation brusque; ce muscle est pris immédiatement d'une contraction réflexe qui amène l'élongation du muscle antagoniste. Celui-ci, sous l'influence de cette élongation, se contracte à son tour en allongeant le premier muscle; il se produit ainsi une série d'oscillations qui constituent un tremblement. Un tracé pris après la section du nerf principal du membre offre une courbe ne présentant pas les secousses caractéristiques du tremblement, ce qui indique bien l'influence du système nerveux et de l'action réflexe dans la production du phénomène.

Pour ces mêmes auteurs, le tremblement à l'état pathologique est un phénomène de même nature. Le phénomène du pied chez les hémiplégiques et les paraplégiques contracturés est dû à l'extension brusque du gastrocnémien par la main de l'observateur: le pied est repoussé par la contraction réflexe de ces mêmes muscles que la main tend de nouveau et qui sont repris d'une nouvelle contraction, ainsi de suite jusqu'à complet épuisement de l'activité musculaire.

Quant au tremblement spontané il reconnaît pour condition obligée l'exagération de tonicité d'un muscle antagoniste, la contracture. Dans les expériences de Debove et Boudet, sur le tremblement physiologique, le rôle du muscle contracturé est rempli par une bande de caoutchouc fortement tendue, la force élastique de cette bande est beaucoup plus grande que celle du biceps, à qui elle sert d'antagoniste ; il en résulte une élongation du biceps qui amène aussitôt, par action réflexe, la contraction. A l'état pathologique, la contracture d'un muscle amène l'élongation du muscle antagoniste et par la suite, les mêmes phénomènes que ceux reproduits expérimentalement. Or, cette contracture n'est pas permanente ; elle peut se montrer ou s'exagérer à certains moments, et c'est précisément alors que surviennent les accès de tremblement. La contracture n'est pas moins nécessaire pour le tremblement provoqué, la trépidation épileptoïde. Ici le tremblement n'existe pas au repos, parce que tous les muscles sont contracturés au même degré ; mais la flexion brusque du pied amène l'exagération de la contracture dans les muscles fléchisseurs, qui réagissent à leur tour sur les extenseurs.

Telle est en quelques lignes, la théorie de MM. Debove et Boudet de Pâris, sur le tremblement. Ils font jouer le rôle principal à la contracture. Une première objection, que les auteurs se posent eux-mêmes du reste, est celle-ci : nombre de trembleurs ne présentent pas de contracture apparente. A cela, ils répondent que nos moyens d'apprécier l'état de contracture sont bien imparfaits ; « nous reconnaissons ce symptôme, soit à la résistance qu'on éprouve en voulant donner aux membres certaines attitudes, soit à l'augmentation de consistance des masses musculaires. Dans les cas de tremblement léger, l'augmentation de tonicité de l'un des muscles peut échapper à nos moyens grossiers d'investigation... » Il est difficile d'affirmer le contraire.

Mais, s'il se peut parfaitement que toutes les fois qu'il y a tremblement il y ait contracture ou tout au moins exagération de la tonicité d'un muscle on d'un groupe musculaire, il est au moins aussi bien reconnu qu'il n'y a pas de tremblement toutes les fois qu'il y a contracture. C'est ainsi que le tremblement spontané n'existe pas du tout dans nombre de contractures appartenant aux myopathies, alors même que ces contractures sont limitées à un muscle ou à un groupe musculaire, sans lésions des muscles antagonistes. On pourrait objecter que les conditions ne sont plus les mêmes, qu'il s'agit là de pseudo contractures avec lésions profondes des muscles ; mais les contractures de la paralysie agitante appartiennent aussi, nous l'avons vu, au groupe des pseudo-contractures. De plus, on sait que la rigidité précède souvent de longtemps, dans la maladie de Parkinson, l'apparition du tremblement ; qu'il existe même dans cette affection, des formes frustes uniquement caractérisées par la rigidité.

En résumé, la théorie de Debove et Boudet de Pâris s'appuie sur des expériences sérieuses et indiscutables, et sur une observation attentive des faits. La contracture joue un rôle important dans le tremblement spontané comme dans le tremblement provoqué ; mais ce rôle n'est réel que dans une catégorie de tremblements : ceux que van Swieten appelait tremblements de force. Là même, la contracture ne peut prendre de l'importance qu'autant qu'il existe un état particulier de la moelle, qui lui permette de recueillir avec avidité les impressions venant de la périphérie, et de les transformer avec exagération en mouvements réflexes. En un mot, la contracture n'est qu'une des conditions nécessaires ; elle deviendrait inutile sans les lésions nerveuses. C'est ainsi que l'on pourrait expliquer les formes de la maladie de Parkinson, sans tremblement, par l'absence de lésions médullaires portant sur les faisceaux conducteurs. D'un autre côté, il est une variété de tremblement, le tremblement émotif, lequel est certainement un *tremor coactus*, qui ne s'accompagne pas de lésions du côté des muscles, et que l'on doit uniquement rattacher à des troubles circulatoires du côté du système nerveux central.

On voit donc que toutes ces affections, tremblement sénile, paralysie agitante, sclérose en plaques, ont entre elles un lien commun. Toutes les trois ont pour symptôme capital le tremblement ; toutes les trois offrent des lésions impor-

tantes du système pyramidal. Mais elles diffèrent entre elles
par la nature de cette lésion, qui entraîne avec elle des
différences dans la forme des tremblements. C'est ainsi que
l'on a tantôt un tremblement continu, ou plutôt un tremblement au repos ; tantôt un tremblement ne survenant
qu'à l'occasion des mouvements volontaires. On comprend
facilement que la superposition, chez le même individu, de
ces deux ordres de lésions, pourait créer une forme de tremblement particulier, qui tiendrait à la fois du *tremor coactus*
et du *tremor a debilitate*, et emprunterait à tous les deux
ses caractères propres. Tout laisse croire que ce fait peut
parfaitement se présenter.

Dans les maladies à contractures qui ne s'accompagnent
pas de tremblement, on peut réveiller ce dernier sous une
de ses formes particulières, le tremblement épileptoïde. Il
s'agit là, nous l'avons vu, d'un tremblement de force, par
excitabilité réflexe exagérée, et s'il ne se produit pas au
repos, c'est que certaines conditions exigent, pour qu'il
apparaisse, une excitation périphérique ou une exagération
artificiellement provoquée de la contracture d'un des muscles de la jambe. Le tremblement sommeille, pour ainsi
dire ; le plus léger choc, le moindre contact même suffit
pour le réveiller. Tel hémiplégique, atteint de dégénéres-
cence secondaire commençante est pris, nous l'avons
constaté souvent nous-mêmes, sous l'influence d'un chatouil-
lement léger de la jambe, par exemple, d'un tremblement
souvent intense et qui s'étend même au membre du côté
opposé. Ce phénomène est le premier symptôme de l'irri-
tion du cordon latéral ; plus tard, quand la contracture

s'établit, il ne se produit plus, mais on voit persister la trépidation épileptoïde.

Quant au tremblement spontané, si on ne l'observe pas dans les lésions systématisées du cordon latéral, cela tient à la nature du processus scléreux et à sa manière d'évoluer. Ce processus n'est, en effet, pas le même dans tous les cas. Babinsky distingue trois variétés de scléroses :

1° Les scléroses diffuses.

2° Les scléroses systématiques secondaires.

3o Les scléroses systématiques primitives.

Nous avons résumé plus haut les lésions de la sclérose en plaques, type de sclérose diffuse, et nous avons cherché à expliquer le tremblement par le passage de la transmission des mouvements volontaires à travers les cylindres-axe dénudés. On a vu que nous faisions de la paralysie agitante, une variété de sclérose diffuse, débutant par la névroglie, et respectant dans de certaines limites l'intégrité des tubes nerveux. D'après Babinsky, dans le tissu conjonctif néoformé des scléroses secondaires, on ne trouverait jamais de cylindres-axe dépouillés de leur gaine de myéline ; les parois vasculaires ne présentent pas l'épaississement et la multiplication nucléaire que l'on observe dans la sclérose en plaques ; on trouve toujours un grand nombre de tubes nerveux, entourés de leur gaine de myéline, au milieu du tissu de sclérose. Quant aux scléroses primitives des faisceaux latéraux, elles affectent un mode particulier qui ressemble à celui du tabes : que le début soit réellement tubulaire ou qu'il soit vasculaire, le tube nerveux n'en est pas moins atteint rapidement; les cylindres-axe sont dénudés en grand nombre, et en cela,

la lésion se rapproche de celle de la sclérose en plaques,
plus que de celle des scléroses secondaires.

Loin de nous la pensée de vouloir tirer de cette étude
histologique, une conclusion quelconque. Nous voulons
seulement laisser entrevoir qu'en présence de ces différentes manières d'être du processus pathologique, il est
permis de conclure à une diversité de symptômes, à l'apparition du tremblement dans certains cas de sclérose latérale,
à son absence dans certains autres.

De plus, si l'on se demande quelle est la nature véritable
des lésions qui peuvent déterminer le tremblement, on
voit qu'il faut non seulement éliminer d'emblée les lésions
grossières et volumineuses, telles que foyers de ramollissement, hémorrhagies, tumeurs, mais admettre la diffusion
du processus sclérotique, soit qu'il détruise le tube nerveux, soit qu'il ne fasse que l'irriter (nous laissons de côté
le cas où l'irritation des éléments nerveux peut être produit
par des corps amyloïdes, comme dans la paralysie agitante).
En effet, une lésion systématique, telle que celle de la sclérose latérale amyotrophique, ou du tabes dorsal spasmo-
dique, portant sur la presque totalité des cordons latéraux,
détermine une excitation considérable qui aboutit à la
contracture, ou une compression qui amène un état
parétique, plus ou moins prononcé. Dès lors, il ne saurait
y avoir de tremblement spontané : la fonction étant abolie,
il ne peut plus y avoir altération de cette fonction.

Il est permis de supposer que telle lésion de la moelle
caractérisée d'abord par une slérose diffuse et qui prendrait
peu à peu les allures d'une sclérose plus étendue et portant
sur une grande partie d'un segment médullaire aura

comme symptôme, au début le tremblement, plus tard la paralysie et les contractures. On trouve dans les cliniques de Jaccoud une observation qui confirme cette manière de voir. La première partie seule de cette observation nous intéresse. Il s'agit d'une femme de 53 ans qui fut saisie, à la suite d'une émotion très vive, d'un tremblement généralisé suivi au bout de quelques heures d'une impossibilité complète de marcher et de se tenir debout; le tremblement dura huit jours : la paralysie persista encore quatre semaines, et avait disparu complètement au bout de six semaines. Un an et demi plus tard, la malade était prise de nouveaux phénomènes qui aboutissaient à une paralysie définitive. Nous n'insisterons pas sur ce dernier épisode. Nous voyons qu'au début il s'était produit, probablement sous l'influence de l'émotion morale, des troubles circulatoires accompagnés d'hypérémie, d'exsudation, qui comprimaient les tubes nerveux et les irritaient; le processus inflammatoire devenant plus intense, les tubes nerveux sont devenus le siège d'une tuméfaction, avec cette dilatation des cylindres-axe que l'on a signalée dans les myélites diffuses aiguës : le tremblement a disparu et la paralysie s'est établie. Ici la maladie a eu une marche aiguë; si le processus s'était établi lentement et avait subi un développement moins rapide, le tremblement aurait été pendant très longtemps le seul symptôme observé; peut-être même si pour une cause ou pour une autre, la marche de la lésion avait été enrayée, aurait-il constitué le seul et définitif symptôme: on aurait eu alors affaire à un tremblement de force continu, rappelant en tous points celui de la paralysie agitante.

CONCLUSIONS

La paralysie agitante ne doit pas être considérée comme une névrose ; le syndrôme clinique qui la caractérise est très vraisemblablement lié à des altérations du système nerveux central. Ces altérations seraient diffuses, non systématisées; ce qui explique la diversité des résultats constatés jusqu'à présent dans les autopsies, résultats qui ont cependant tous entre eux un certain lien de parenté.

Dans la moelle, dont nous avons particulièrement étudié les lésions, les altérations semblent porter surtout sur le cordon latéral et quelquefois sur le tractus intermedio-lateralis. Les cornes antérieures peuvent aussi être touchées, et dans ces cas on voit apparaître des symptômes particuliers, la parésie et l'atrophie musculaire : c'est ce qui a été noté dans deux de nos observations.

D'autres altérations de même nature doivent très-probablement aussi siéger dans le bulbe et le cerveau : nous n'avons pas eu l'occasion de faire porter nos recherches de ce côté.

La maladie de Parkinson n'est pas une entité morbide : c'est un syndrôme dont les différents phénomènes peuvent se rencontrer ou ne pas se rencontrer tous chez le même malade, suivant que les altérations porteront à la fois sur le système musculaire (rigidités), le système pyramidal (tremblement), et le système vaso-moteur (troubles vaso-moteurs), ou sur l'un d'entre eux seulement.

Le tremblement de la paralysie agitante est un *tremor coactus*; il est lié à l'irritation des fibres motrices et diffère complétement du tremblement de la sclérose en plaques et du tremblement sénile, qui sont des tremblements de faiblesse dus à la destruction plus ou moins étendue de ces mêmes fibres.

INDEX BIBLIOGRAPHIQUE

ARTHUS. — *Œdèmes d'origines nerveuses*, th. Paris, 1884.

BLOCH. — *Des Contractures*, 1888.

BABINSKI. — *Études anatomiques et cliniques sur la sclérose en plaques*, 1885.

BABINSKI. — *Études comparatives des caractères histologiques des scléroses de la moelle*, arch. phys., 1885.

CHERCHEWSKI. — Wirchows arch., 1884.

COPPIN. — *Troubles médullaires chez les athéromateux*, Paris, 1887.

DEBOVE et BOUDET DE PARIS. — *Pathogénie du tremblement*, arch. de neurologie, 1882.

DEMANGE. — *Le Tremblement sénile et ses rapports avec la paralysie agitante*, Rev. méd., 1882.

DOWSE. — Medical Times, 1878.

DUBIEF. — *Essai sur la nature des lésions de la paralysie agitante*, th. Paris, 1887.

M. DUVAL. — *Dict. encycl. des sc. médiales*, art. Vaso-moteurs.

FERNET. — *Des Tremblements*, th. ag. Paris, 1872.

FOUCHERAND. — *Physiologie path. de la chorée*, th. Lyon, 1883.

GRASSET. — *Traité des maladies du système nerveux*.

GRASSET et APOLINARIO. — *Note in Progrès médical*, 1878.

JOFFROY. — *Trois cas de paralysie agitante. suivis d'autopsie*, arch. phys., 1872

LANGE. — *Ueber chronische Rückenmarks-Entzündung*, Copenhague, 1874.

LEREBOULLET et BUSSARD. — *Dict. encycl. des sc. médicales*, art. Paralysie agitante.

LUYS. — *Communication à la Société de biologie*, 1880.

MATHIEU et WEIL. — *Œdèmes névropatiques*, arch. gén. méd., 1885.

OPOLTZER. — *Wien med. Wochenschi*, 1861.

PARKINSON. — *Essay on the Shaking Palsy*, London, 1817.

PIERRET. - *Comptes rendus de l'Académie des sciences.* 1882.

PUTNAM. — *Recherches sur les troubles fonctionnels des nerfs vaso-moteurs dans l'évolution du tabes sensitif*, 1882.

TALAMON et LECORCHÉ. — *Études médicales*.

TEISSIER et LECREUX. — *Sur les Œdèmes d'origines vaso-motrices*, Lyon, 1887.

J. TEISSIER. — *Communication à la Société de médecine de Lyon*, 1888.

J. TEISSIER. — *Cours de pathologie interne*, 1887-1888.

VULPIAN. — *Leçons sur les maladies du système nerveux.*

Lyon. — Imp. GALLET, rue Poulaillerie, 2.

www.ingramcontent.com/pod-product-compliance
Ingram Content Group UK Ltd.
Pitfield, Milton Keynes, MK11 3LW, UK
UKHW021155220726
13924UKWH00003B/1136